DR. NICOLE SCHAENZLER | MARKUS BREITENBERGER

AUTOIMMUN-ERKRANKUNGEN

IN DEN GRIFF BEKOMMEN

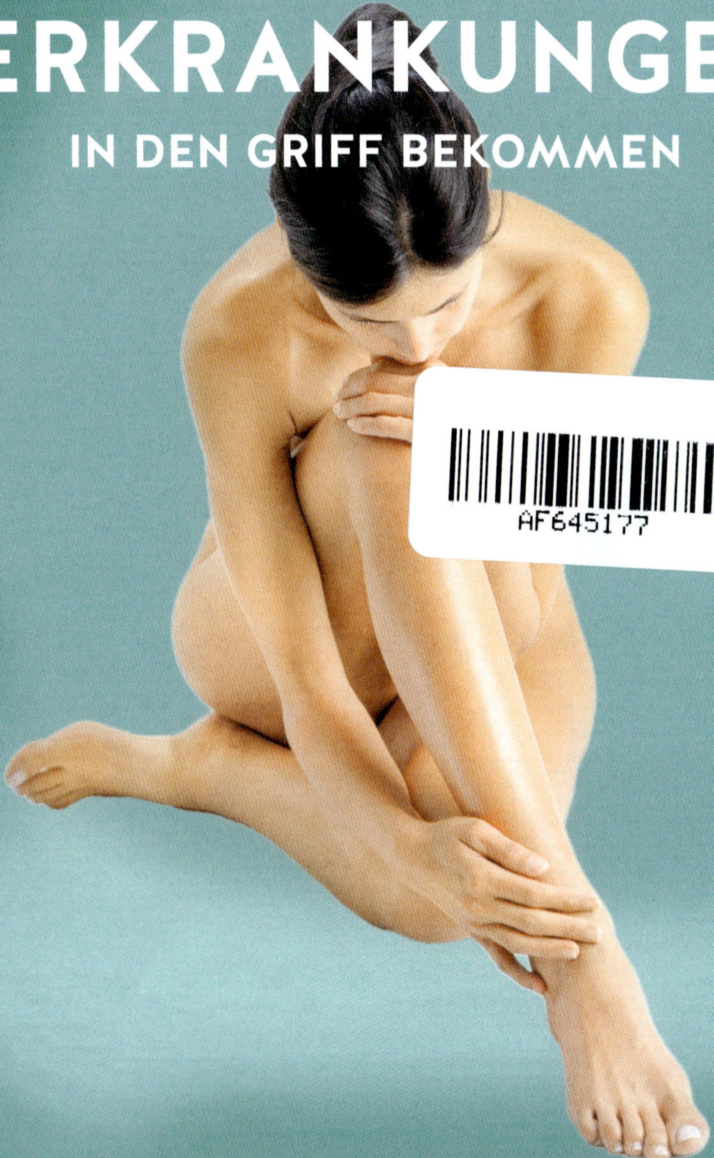

THEORIE

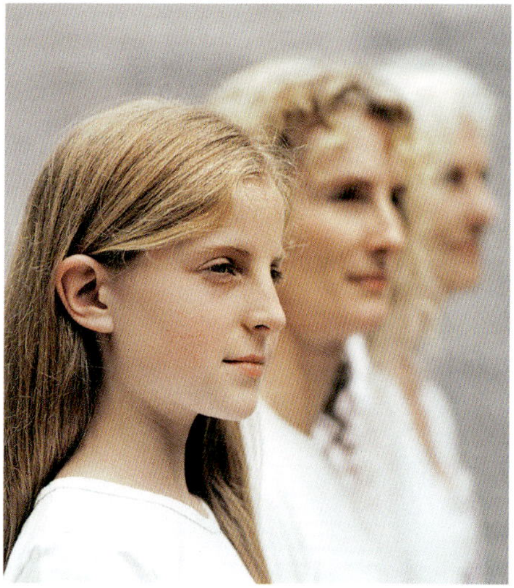

PRAXIS

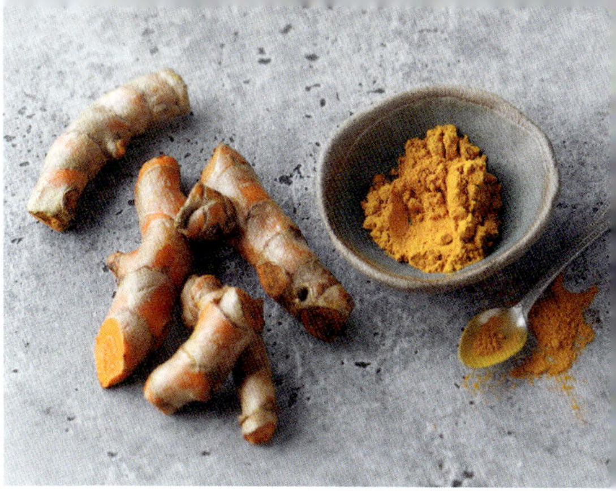

SERVICE

Wichtig bei Autoimmunerkrankungen ist,
die Gesundheit zu unterstützen, anstatt die Krankheit zu bekämpfen!

Dr. Nicole Schaenzler
ist promovierte Philologin und seit über 25 Jahren als Medizinjournalistin tätig. Als Fachautorin hat sie zahlreiche Bücher zu medizinischen und naturheilkundlichen Themen geschrieben, so auch für den GRÄFE UND UNZER VERLAG, etwa »Risiko Bauchfett«, »Magen & Darm natürlich behandeln« oder »Hashimoto ganzheitlich behandeln«. Zudem ist sie seit fast 20 Jahren Herausgeberin des Gesundheitsmagazins TOPFIT in München.

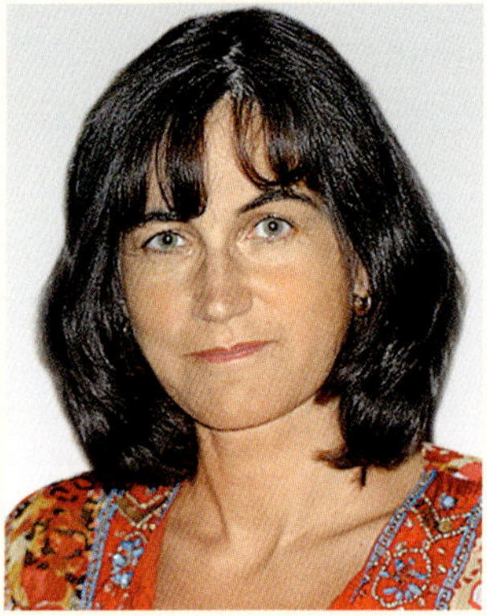

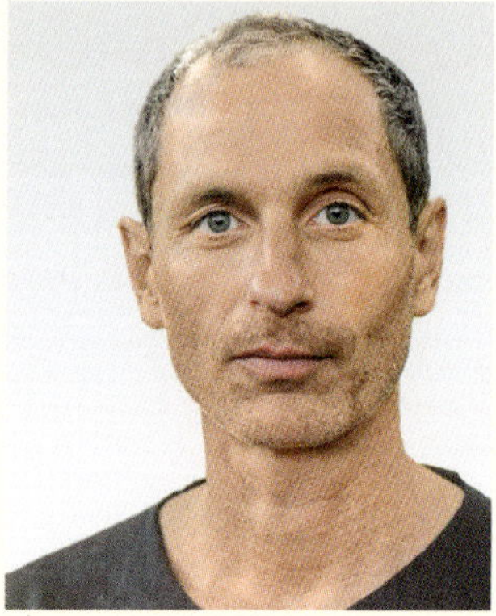

Markus Breitenberger
ist Heilpraktiker in München mit Schwerpunkt Klassische Homöopathie. Seit 20 Jahren behandelt er mit einem ganzheitlichen Therapieansatz vor allem Menschen mit Autoimmunerkrankungen und anderen komplexen chronischen Beschwerden. Er ist Co-Autor des im GRÄFE UND UNZER VERLAG erschienenen Gesundheitsratgebers »Hashimoto ganzheitlich behandeln« und gefragter Referent zu diesem Thema.

HILFE DURCH DIE GANZHEITLICHE THERAPIE

Autoimmunkranke müssen nicht nur mit Schmerzen und anderen erheblichen Beeinträchtigungen zurechtkommen, sondern sie müssen oft auch starke Medikamente einnehmen, deren Nebenwirkungen weitere gravierende Gesundheitsprobleme mit sich bringen können. Mindestens ebenso belastend ist das Wissen darum, an einer Erkrankung zu leiden, die weiter fortschreitet und zu irreparablen Schäden führen kann: an Gelenken, Nervenfasern, Haut, Schilddrüse und vielen anderen Organen. Sich krank zu fühlen ist schon schlimm genug. Doch das Gefühl, der Krankheit ohnmächtig ausgeliefert zu sein, ist mindestens ebenso schlimm – wenn nicht schlimmer. Wir möchten Ihnen Anregungen geben, wie Sie sich aus dieser Ohnmacht befreien können. Auch wenn die Schulmedizin davon ausgeht, dass bei einer Autoimmunerkrankung nur die Unterdrückung des Immunsystems die Therapie der Wahl sein kann, möchten wir Ihnen nahebringen, wie Sie mit den Methoden der ganzheitlichen Therapie Ihr Immunsystem so umstimmen können, dass es sich beruhigt und nicht länger heftige Entzündungsreaktionen initiiert. Dazu gehört auch, Organe, die wie Darm, Leber und Nebennieren direkt oder indirekt in das Krankheitsgeschehen involviert sind, in die Behandlung mit einzubeziehen. Eine antientzündliche Lebensweise in Kombination mit den verschiedenen Maßnahmen der Regulationstherapie kann Ihnen helfen, Ihre Lebensqualität wieder zurückzuerlangen. Vor allem aber werden Sie sich Ihrer Situation nicht mehr hilflos ausgeliefert fühlen, sondern im Gegenteil feststellen, dass Sie selbst viel dazu beitragen können, Ihre Beschwerden positiv zu beeinflussen.

Wir wünschen Ihnen alles Gute!

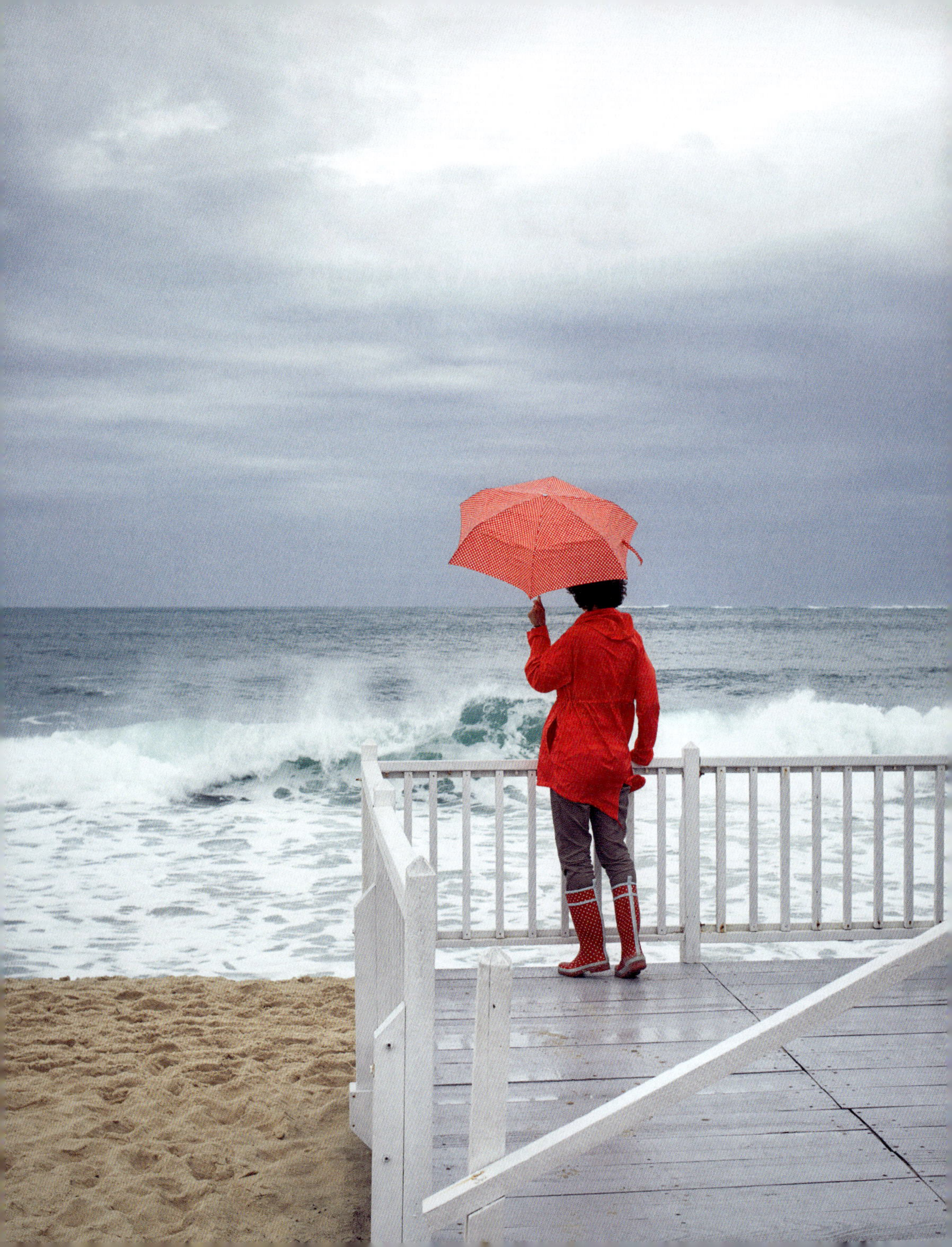

AUTOIMMUN-ERKRANKUNGEN AUS GANZHEIT-LICHER SICHT

In diesem Kapitel lernen Sie die Hintergründe von Autoimmunerkrankungen kennen und erfahren, wie sich die Krankheiten auswirken. Wir zeigen Ihnen aber auch, dass Sie Ihrer Erkrankung nicht hilflos ausgeliefert sind.

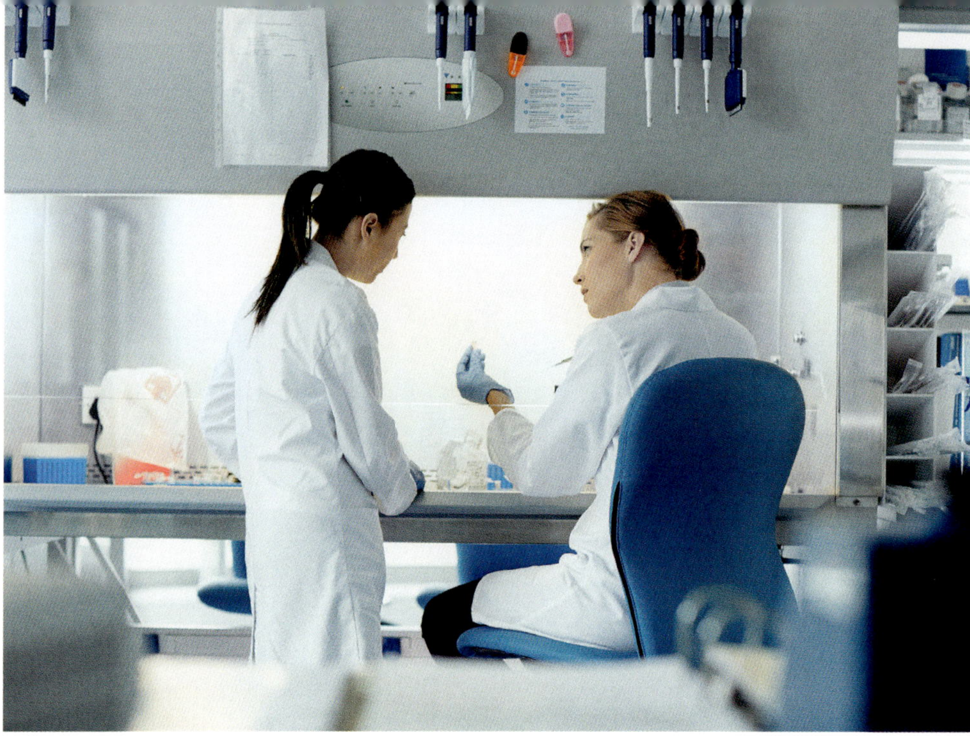

DAS IMMUNSYSTEM ALS AGGRESSOR

Der Krankheitsbeginn ist meist schleichend – bis plötzlich der erste Schub auftritt. Er ist so heftig, dass schnell klar ist: Jetzt wird nichts mehr so sein, wie es vorher war. Tag für Tag damit konfrontiert zu werden, dass offenbar eine fremde Macht die Kontrolle über den eigenen Körper übernommen hat – damit müssen hierzulande etwa acht Millionen Menschen fertig werden. Sie leiden an einer von etwa 80 Autoimmunerkrankungen. Diese bilden nach Herz-Kreislauf-Erkrankungen und Krebserkrankungen inzwischen die dritthäufigste Erkrankungsgruppe und betreffen insgesamt mehr als fünf Prozent der Menschen in den westlichen Industrieländern. Experten rechnen allerdings damit, dass die Zahl der Autoimmunerkrankungen in den nächsten Jahren weiter ansteigt.

Die Beschwerden können ganz unterschiedlich sein, dennoch teilen die Betroffenen ein gemeinsames Schicksal: Sie leiden an einer chronischen, oftmals in Schüben verlaufenden und bislang unheilbaren Krankheit, die durch entzündliche Prozesse in Gang gehalten wird und die schwere Schäden an Organen und Geweben anrichten kann. Die durch die Krankheit hervorgerufenen Beeinträchtigungen können so massiv sein, dass sie den Alltag bestimmen, Einfluss auf den Lebensrhythmus, die Lebensgestaltung, Lebensqualität und die Lebenspläne nehmen.

DIE IMMUNABWEHR – BOLLWERK GEGEN ANGRIFFE VON AUSSEN

Im Zentrum des Geschehens einer Autoimmunerkrankung stehen weder Krankheitserreger noch Tumorzellen, die Angriffe auf körpereigenes Gewebe gehen vielmehr ausgerechnet vom Sicherheitsdienst des Körpers, vom Immunsystem, aus. Die Frage, was genau das Immunsystem aus dem Lot gebracht hat, dass es den eigenen Körper zum Feind erklärt, stellt die Mediziner vor große Rätsel. Wie lässt sich das Immunsystem wieder dahin bringen, den Körper nur vor den Einflüssen zu schützen, die ihn tatsächlich auch bedrohen?

Fakt ist: Unser Körper wird ständig mit fremden Einflüssen und Substanzen konfrontiert, die ihm großen Schaden zufügen können. Dennoch schafft es der Mensch seit Jahrtausenden, den überall von außen lauernden Anfeindungen durch Bakterien, Viren und Pilze, durch andere Keime und Giftstoffe zu trotzen. Das verdankt er dem Immunsystem. Dieses hocheffiziente Netzwerk von Organen, Geweben und speziell ausgebildeten Zellen steht rund um die Uhr in Bereitschaft und läuft jederzeit zu Höchstform auf, wenn es gilt, durch eine fein austarierte Abwehrleistung den Körper gesund zu erhalten. Sogar Fehler im eigenen System spürt ein intaktes Immunsystem auf und beseitigt sie, zum Beispiel, wenn etwas bei der Teilung von Körperzellen schiefgeht (Mutation) und Zellen unkontrolliert wachsen.

Körpereigene Schutzbarrieren

Um effektiv zu sein, muss die Abwehr im ganzen Körper funktionieren. Zig Billionen Zellen stehen im Dienst des Immunsystems, die weit verzweigt und buchstäblich von Kopf bis Fuß agieren. Ein Teil von ihnen arbeitet ortsgebunden, andere zirkulieren im Blut oder in der Lymphe, um Krankheitserreger rechtzeitig abzufangen, bevor sie in die Körperzellen gelangen können. Weitere Mitwirkende sind die verschiedenen Immunorgane wie Knochenmark oder Thymus(drüse), die für die Bildung, Reifung und Spezialisierung bestimmter Immunzellen zuständig sind. Aber auch Lymphknoten, Milz oder Mandeln leisten einen wichtigen Beitrag zur Abwehrfunktion gegen Eindringlinge.

ÄUSSERE SCHUTZBARRIEREN

Die Haut ist der erste Außenposten unseres Immunsystems: Schon der bloße Versuch eines Erregers, die Hautschranke zu überwinden, wird von den Bakterien der Hautflora und von speziellen Proteinen (Defensine), die wie körpereigene Antibiotika wirken, erfolgreich abgeschmettert. Gleiches gilt für die »Schlupflöcher« Augen, Nase, Mund, Ohren oder Genitalien: Sie alle verfügen über wirkungsvolle Mechanismen, um Bakterien, Viren und Pilzen den Weg in das Körperinnere zu versperren.

Der Darm ist der Ort im Körper mit den meisten Abwehrspezialisten: Hier stehen mehr als 70 Prozent der körpereigenen Immunzellen bereit, um feindliche Mikroorganismen, allen voran Bakterien, zu bekämpfen, die versuchen, die Darmschleimhaut zu durchdringen. Mit anderen Worten: Mehr als zwei Drittel der Immunabwehr werden im Darm organisiert. Den Immunzellen im Darm steht eine Gruppe von etwa 100 Billionen Bakterien im Dickdarm zur Seite – die Darmflora oder Mikrobiota –, zu der mehr als 1 000 verschiedene Arten gehören und deren herausragende Bedeutung für unsere Gesundheit man erst in den letzten Jahren entdeckt hat. Von einer intakten Darmflora **(siehe Seite 31)** profitiert das mächtige Immunorgan in vielerlei Hinsicht. Denn die Darmflora ist nicht nur selbst eine Meisterin darin, Krankheitserreger an ihrer Vermehrung zu hindern, sondern sie bietet den Immunzellen auch ein sehr effektives Training: Indem sich die Abwehrzellen immer wieder mit den verschiedenen Bakterien auseinandersetzen müssen, werden sie permanent geschult und lernen, zwischen »gefährlich« und »ungefährlich« zu unterscheiden.

INNERE SCHUTZBARRIEREN

Wenn es feindlichen Eindringlingen doch einmal gelungen ist, die äußeren Schutzbarrieren zu überwinden, dann können die Erreger tatsächlich ins Körperinnere vordringen. Das heißt aber noch lange nicht, dass wir krank werden. Denn jetzt kommt die innere Abwehr ins Spiel: Noch bevor sich die Eindringlinge in die Zellen einnisten können, treffen sie auf ein hocheffizientes Verteidigungssystem, das sich durch zwei verschieden arbeitende Abwehrmechanismen gewissermaßen doppelt absichert: durch einen unspezifischen und einen spezifischen Anteil. Beide sind aufs Engste miteinander verknüpft und ergänzen sich auf kongeniale Weise.

Das unspezifische Immunsystem

Seine Verteidigungsmechanismen werden schon wenige Minuten nach Kontakt mit dem Eindringling aktiv. Dabei richtet sich der Vernichtungskampf praktisch gegen alles, was als körperfremd identifiziert wird – egal, ob der Körper bereits Kontakt mit der Substanz hatte oder nicht (»unspezifisch«). Mit dieser Abwehr sind wir von Geburt an ausgestattet, deshalb sprechen die Wissenschaftler auch vom »angeborenen« Immunsystem. Da die

Akteure der unspezifischen Abwehr so rasch vor Ort sind, um die körperfremden Substanzen zu beseitigen, verschaffen sie dem deutlich langsameren spezifischen Immunsystem genug Zeit, um seine Abwehrstrategie vorzubereiten und den Vernichtungskampf schließlich zielgerichtet zu beenden.

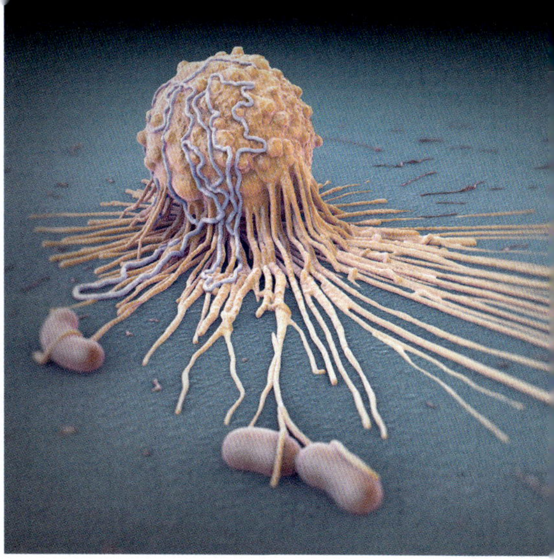

Ein Makrophage, auch Riesenfresszelle genannt, hat ein Bakterium gefressen und unschädlich gemacht.

AKTEURE DES UNSPEZIFISCHEN IMMUNSYSTEMS

Die **Fresszellen** (Phagozyten) töten die Erreger ab, indem sie diese in sich aufnehmen und in ihrem Zellinneren verdauen. Es gibt mehrere Gruppen, die sich an unterschiedlichen Orten aufhalten, etwa die kleinen Monozyten und Granulozyten in den Blutbahnen oder die aus den Monozyten gereiften Riesenfresszellen (Makrophagen), die sich vor allem im Gewebe und in der Lymphflüssigkeit tummeln. Makrophagen können Erreger nicht nur direkt durch Verschlingen beseitigen, sondern sie fungieren auch als antigenpräsentierende Zellen (sie zeigen den T-Zellen Bruchstücke von Antigenen auf ihrer Oberfläche, damit sie diese erkennen) und aktivieren so die T-Helferzellen (**siehe Seite 12**).

Die **natürlichen Killerzellen** (NK-Zellen) sind darauf spezialisiert, gegen virusinfizierte Zellen oder Tumorzellen vorzugehen.

Die **Komplementfaktoren** des Komplementsystems (= Teil des Immunsystems) sind spezielle Bluteiweiße, die Krankheitserreger, insbesondere Bakterien, zerstören können. Sie haben aber auch die Fähigkeit, die Eindringlinge so zu präparieren, dass diese dann von den Fresszellen und den Immunzellen des spezifischen Immunsystems erkannt und angegriffen werden können.

Die Protagonisten des unspezifischen Immunsystems sind nicht spezialisiert, verfügen über kein »Gedächtnis« und können sich nicht an die Umwelt anpassen. Allerdings sind sie in ihrem Kampf gegen alles Fremde treffsicherer als lange Zeit gedacht. Denn die Zellen der unspezifischen Abwehr erkennen (wie auch die der spezifischen Abwehr) ihre Feinde mithilfe von speziellen Rezeptoren. Ein solcher Rezeptor ist zum Beispiel der Toll-like-Rezeptor (TLR 4), der auf Bakteriengifte reagiert. Dockt ein Erreger an einen TLR an, löst dies eine Kette von Reaktionen aus, die auch die Verteidigungslinie der spezifischen Immunreaktion festlegt.

Das spezifische Immunsystem

Es wird auch »erworbenes« Immunsystem genannt, weil seine herausragenden Abwehrfähigkeiten auf einem stetigen Lernprozess beruhen, für den es jedoch erst verschiedene Reifungs- und Aktivierungsprozesse durchlaufen muss (erst ab der Pubertät ist es voll leistungsfähig). Dabei nutzt es jeden neuen Kontakt mit einem Erreger, um seine Abwehrmechanismen zu verfeinern – und diese passgenau (»spezifisch«) gegen ihn zu richten. Diese Fähigkeit verdankt das spezifische Immunsystem seinem enormen Anpassungsvermögen (deshalb auch »adaptives« Immunsystem, von Adaption = Anpassung): Durch die direkte Auseinandersetzung mit dem Feind beschafft es sich genau die Informationen, die es zu dessen Eliminierung benötigt. Diese Informationen finden die spezialisierten Abwehrzellen, die B-Zellen, oft mithilfe von T-Helferzelle **(siehe rechts)**, auf den Oberflächen der Erreger – das Körperfremde wird zum Antigen. Auf ein Antigen reagiert das Immunsystem immer mit der Bereitstellung von Antikörpern **(siehe Seite 13)**. Deren Rezeptoren sind genau auf die eine Zielstruktur der fremden Oberfläche zugeschnitten. Die nun folgende Antigen-Antikörper-Reaktion findet nach dem Schlüssel-Schloss-Prinzip statt: Mithilfe ihrer Rezeptoren (Schloss) docken die Antikörper nun an das Antigen (Schlüssel) an und geben es so für andere Abwehrzellen zum Abschuss frei – oder sie sorgen selbst für dessen Zerstörung.

AKTEURE DES SPEZIFISCHEN IMMUNSYSTEMS

T-Zellen (T-Lymphozyten) zählen zur Gruppe der weißen Blutkörperchen. Das »T« steht für Thymus(drüse), dort findet die Ausdifferenzierung der Zellen statt. Gereifte T-Zellen sind mit Rezeptoren an der Oberfläche ausgestattet, mit denen sie die Antigene, die ihnen von den Makrophagen präsentiert werden, identifizieren können. Im Lauf der Abwehrreaktion entwickeln sie sich dann zu verschiedenen spezialisierten Zellen weiter:

- T-Helferzellen kontrollieren mit ihren spezifischen T-Zell-Rezeptoren die von den Makrophagen dargebotenen Antigene und entscheiden dann, ob eine Immunantwort eingeleitet wird.
- Zytotoxische T-Zellen zerstören auf Befehl der T-Helferzellen Zellen, in denen sich Krankheitserreger eingenistet haben. Es gibt eine Vielzahl dieser T-Zellen. Und jede von ihnen erkennt ein anderes Antigen.
- T-Gedächtniszellen merken sich die jeweilige Form des Antigens.
- Eine Untergruppe der T-Helferzellen, die regulatorischen T-Zellen oder T-Reg-Zellen (früher T-Suppressorzellen), sorgen als Aufpasser des Immunsystems dafür, dass die Immunabwehr nicht über das Ziel hinausschießt. Beispielsweise drosseln sie die Immunantwort von B- und T-Zellen, wenn alle Erreger vernichtet sind, und leiten das Ende der Abwehrarbeit ein. So schützen sie den Organismus vor zu starken Immun-

reaktionen. Und für den Fall, dass die Immunabwehr überreagiert und den eigenen Körper angreift, sind es die regulatorischen T-Zellen, die die Abwehrreaktionen unterdrücken und die überaktiven Immunzellen beruhigen. Damit spielen sie auch eine wichtige Rolle bei der Immuntoleranz (**siehe Seite 14**).

B-Zellen (B-Lymphozyten) reifen direkt an ihrem Bildungsort, im Knochenmark. Sie sind die einzigen Immunzellen, die Antikörper bilden können. Kommen sie in Kontakt mit »ihrem« Antigen, wandeln sie sich in Plasmazellen um, um dann mit dem Blutstrom zum Ort der Infektion zu reisen. Dabei schütten sie Unmengen Antikörper gegen den Erreger aus (**siehe rechts**). Eine Untergruppe, die B-Gedächtniszellen, rekrutiert sich aus ehemaligen Plasmazellen und verfügt über ein Antigen-Gedächtnis.

Die **Antikörper** (Plasmaproteine, Immunglobuline) binden sich an ein – passendes – Antigen, das zuvor als körperfremdes Eiweiß erkannt worden war (im Gegensatz zu einer Autoimmunerkrankung, bei der sich die Antikörper gegen körpereigene Proteine richten) und leiten dessen Untergang ein. Entweder verändern sie die Struktur des Antigens so, dass es handlungsunfähig wird, oder sie verklumpen mit ihm (Agglutination). Es ist aber auch möglich, dass sie es nur für die Immunzellen markieren – den Rest erledigen dann die NK-Zellen oder Makrophagen durch Zersetzen und Verschlingen.

Zytokine steuern als Botenstoffe die Kommunikation der Abwehrzellen, die an der Immunantwort beteiligt sind. Ein Teil wirkt entzündungshemmend, ein anderer fördert die Entzündungen. Über 100 Zytokine haben die Forscher bis jetzt identifiziert, die meisten davon sind Interleukine, sogenannte Mittlerstoffe im Prozess einer Immunantwort. Als Schlüsselzytokine der systemischen Entzündungsreaktion wurden der Tumor-Nekrose-Faktor alpha (TNF-alpha) und das Interleukin 1 (IL-1) identifiziert. Aber auch die Interleukine 4, 6, 12, 13, 17 und 21 spielen bei Entzündungskrankheiten eine wichtige Rolle.

ANTIKÖRPER-BILDUNG DER B-ZELLEN

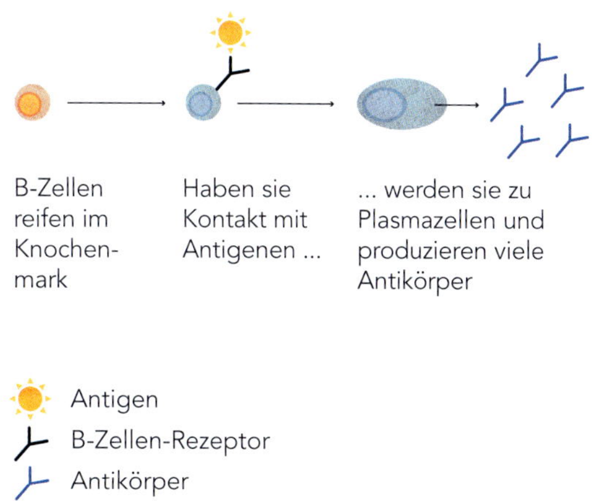

Durch Kontakt mit »ihrem« Antigen wird eine B-Zelle zur Plasmazelle und bildet zahlreiche Antikörper.

Zwischen fremd und eigen unterscheiden

Dass die Akteure des Immunsystems sofort »wissen«, gegen was sie vorgehen müssen, verdanken sie dem wunderbaren System der Fremd- und Selbsterkennung, das zur Grundausstattung eines intakten Immunsystems gehört und fundamental für unsere Lebenskraft ist. Die Fähigkeit des Immunsystems, zwischen »fremd« und »eigen« unterscheiden zu können, wurde schon vor mehr als 100 Jahren von dem Mikrobiologen Paul Ehrlich (1854–1915) entdeckt. Er war es auch, der von den Ergebnissen seiner Experimente den Begriff »Horror autotoxicus« (= die »Furcht vor Selbstzerstörung«) ableitete und diese zum biologischen Prinzip erklärte. Danach ist es im Wesen des Immunsystems praktisch nicht angelegt, das Körpereigene anzugreifen – es besteht eine immunologische Selbsttoleranz oder, wie die Wissenschaftler heute zu sagen pflegen, eine Immuntoleranz. Stattdessen richten sich die kämpferischen Aktivitäten des Immunsystems ausschließlich gegen die als fremd erkannten, nicht zum Körper gehörenden Eindringlinge. Dabei agiert das Immunsystem so treffsicher, dass Irrtümer praktisch ausgeschlossen sind.

VERLUST DER IMMUNTOLERANZ HEISST AUTOIMMUNERKRANKUNG

Als 1957 erstmals Antikörper gegen das körpereigene Schilddrüsengewebe nachgewiesen wurden, war klar: Ganz so unumstößlich ist Ehrlichs Postulat, also das Gebot der Immuntoleranz, leider nicht. Mittlerweile kennen die Mediziner rund 80 Autoimmunerkrankungen, die entstanden sind, weil das Immunsys-

SIE SIND NICHT ALLEIN VON EINER AUTOIMMUNERKRANKUNG BETROFFEN!

Von den etwa acht Millionen Deutschen mit einer Autoimmunerkrankung haben rund 800 000 regelmäßig so starke Gelenkschmerzen, dass sie die Kaffeetasse nicht mehr heben oder die Treppe nicht mehr hinaufgehen können. Zwei Millionen Deutsche leiden unter einer andauernden Überaktivität der Schilddrüse, die das Herz rasen, die Hände zittern, die Pfunde trotz ständigem Heißhunger purzeln und nervöse Unruhe zum permanenten Begleiter werden lässt. Geschätzte vier Millionen Personen machen die umgekehrte Erfahrung: Weil ihre Schilddrüse allmählich ihre Funktion einbüßt, steigt das Gewicht, der Darm wird träge und der Antrieb sinkt. Mehr als 200 000 haben mit Sehstörungen, Gefühlsstörungen und Lähmungserscheinungen in Armen oder Beinen zu kämpfen und befürchten, dass sie eines Tages auf einen Rollstuhl angewiesen sein werden. Oder auch: Jedes Jahr müssen etwa 3 000 junge Menschen neu erlernen, wie sie ihren Blutzucker kontrollieren und Insulin spritzen.

DAS WESEN EINER ENTZÜNDUNGSREAKTION VERSTEHEN

An sich ist eine Entzündung für das Immunsystem eine wichtige Strategie, um in einer bestimmten Region des Körpers effizient gegen Eindringlinge vorgehen zu können. Dann gilt es, die Region abzuschotten, den schädlichen Auslöser auszuschalten, das bereits geschädigte Gewebe zu beseitigen, den Schaden zu reparieren und so den Heilungsprozess einzuleiten. Die typischen Anzeichen einer Entzündungsreaktion sind Rötung, Schwellung, Überwärmung, Schmerzen und eine Funktionsstörung – ausgelöst durch eine Reihe von biochemischen Prozessen, an denen zahlreiche Botenstoffe wie Gewebehormone, Histamine und Prostaglandine beteiligt sind. Auf diese Weise reagiert das Immunsystem nicht nur auf Krankheitserreger, sondern auch auf Fremdkörper oder auf physikalische Reize wie Hitze. Bei einer Autoimmunerkrankung ist es das körpereigene Gewebe, das die Entzündungsreaktion in Gang setzt. Gesteuert wird sie von den Zytokinen (**siehe Seite 13**). Die Bereitstellung von entzündungsfördernden Zytokinen, die die T- und B-Zellen auf den Plan rufen und so den Entzündungsprozess ankurbeln, und entzündungshemmenden Zytokinen, die das Ende der Entzündung einleiten, ist normalerweise ein sich selbst begrenzender, eng regulierter Vorgang. Gerät der Entzündungsprozess jedoch aus dem Gleichgewicht, dominieren die entzündungsfördernden Zytokine – und die Entzündung wird chronisch.

tem seine mächtigen Abwehrstrategen gegen den eigenen Körper aufmarschieren lässt. Fatalerweise läuft die Reaktion des Immunsystems (Immunantwort) gegen das Eigene so präzise und effizient wie immer ab – und auch der Vorsatz ist der Gleiche: Erst wenn das Angriffsziel vollständig vernichtet ist, stellt das Immunsystem seine kämpferischen Aktivitäten wieder ein. Bis heute haben die Forscher kein wirksames Mittel gefunden, um das Immunsystem dazu zu bringen, seinen Irrtum zu revidieren, deshalb nehmen so gut wie alle Autoimmunerkrankungen einen chronischen Verlauf. Allerdings: Ausnahmen bestätigen die Regel. So ist es zum Beispiel gar nicht so selten, dass die Basedow-Krankheit spontan ausheilt (= Spontanremission).

Häufige Angriffsziele

Wie es scheint, ist kein Organ oder Gewebe vor den Attacken eines fehlgeleiteten Immunsystems gefeit. Besonders häufige Angriffsziele sind die Gelenke und das Bindegewebe bei rheumatoider Arthritis, die Myelinscheiden der Nervenzellfortsätze bei Multipler Sklerose, der Darm bei Colitis ulcerosa und Morbus Crohn, die Dünndarmschleimhaut bei Zöliakie, die Schilddrüse bei der Basedow-Krankheit oder der Hashimoto-Thyreoiditis, die Haut bei der kutanen Form des Lupus erythematodes oder bei Schuppenflechte, die Bauchspeicheldrüse bei Typ-1-Diabetes, die Wirbelsäule bei Morbus Bechterew. An all diesen Organen und Geweben toben Entzündungsprozesse, die das Potenzial haben, die Strukturen vollständig zu zerstören.

Selbstkontrolle eines intakten Immunsystems

Noch sind längst nicht alle Mechanismen verstanden. Man weiß jedoch, dass es vor allem in der Hand der T- und B-Zellen (den Vermittlern der Immunantwort) liegt, ob der Nichtangriffspakt gegenüber körpereigenen Zellen eingehalten wird. Kündigen sie ihn auf, sind die Gewebe und Organe des Körpers nicht mehr vor ihnen sicher. Ein intaktes Immunsystem verfügt deshalb über Mechanismen, mit denen T- und B-Zellen praktisch von Beginn ihrer Existenz an auf ihre Toleranzkompetenz geprüft werden. Die Immunologen unterscheiden dabei zwischen zentraler und peripherer Immuntoleranz.

Zentrale Immuntoleranz: Schon in der Thymusdrüse müssen die noch unreifen T-Zellen zeigen, ob sie dem Körper freundlich oder feindlich gesinnt sind. Erweisen sie sich als feindlich (autoreaktiv), werden sie kurzerhand eliminiert. Das gleiche Schicksal ereilt unreife B-Zellen im Knochenmark, wenn sie ein autoreaktives Verhalten zeigen.

Periphere Immuntoleranz: Haben die unreifen T- und B-Zellen den ersten Sicherheitscheck erfolgreich absolviert, durchlaufen sie einen Reifungsprozess. Doch bevor sie endgültig im Körper auf Patrouille gehen dürfen, müssen sie sich in den peripheren Organen des Immunsystems – der Milz, den Mandeln und Lymphknoten – einer weiteren Toleranzprüfung durch die regulatorischen T-Zellen **(siehe Seite 12)** unterziehen. Erweisen sich die Immunzellen als angriffslustig gegenüber körpereigenen Antigenen, werden sie von den T-Reg-Zellen sofort herunterreguliert. Es kann aber auch sein, dass die auf Selbstzerstörung ausgerichteten Zellen reaktionsmüde werden und sich selbst abschalten (Anergie). So gesehen, ist das Prinzip der peripheren Immuntoleranz weniger auf Vernichtung der Gefährder (wie die zentrale Immuntoleranz) als vor allem auf deren Ausschaltung durch Neutralisierung ausgerichtet.

Impulse für neue Therapien?

Der peripheren Immuntoleranz ist man erst vor einigen Jahren auf die Spur gekommen. Heute gehen die Forscher davon aus, dass die Ursachen für die fatalen Sicherheitslücken dort liegen. So scheinen für manche Autoimmunerkrankungen in erster Linie Antikörper, für andere Subgruppen vornehmlich T-Zellen von besonderer Bedeutung zu sein. Der Forschungsbedarf ist groß – auch weil man sich durch ein noch besseres Verständnis der an der Aufrechterhaltung der peripheren Immuntoleranz beteiligten Mechanismen wichtige Impulse für die Behandlung von Autoimmunerkrankungen erhofft.

FORSCHUNG AUF HOCHTOUREN

Was genau ist passiert, wenn feindlich gesinnte Immunzellen plötzlich ungehindert Amok laufen im Körper? Gibt es einen spezifischen Auslöser? Oder verliert das Immunsystem durch ein Zusammenspiel von verschiedenen Faktoren seine Selbsttoleranz?

Die Forscher versuchen, das Problem von mehreren Seiten aus anzugehen.

THERAPIEANSATZ 1

Die Harmonie zwischen Immunsystem und Körper hängt wesentlich von regulatorischen T-Zellen (**siehe Seite 12**) ab. Lässt sich davon dann auch ableiten, dass ein Mangel an diesen Zellen eine Autoimmunerkrankung auslöst? Könnte man ein gestörtes immunologisches Gleichgewicht wiederherstellen, indem man zielgerichtet T-Reg-Zellen aktiviert oder vermehrt? Diese Fragen beschäftigen die Forscher spätestens seit 1982, als man herausfand, dass Menschen, die infolge eines Gendefekts weniger oder gar keine T-Reg-Zellen bilden, bereits in den ersten Lebensmonaten eine schwere, unbehandelt meist tödlich verlaufende Autoimmunerkrankung entwickeln. Mittlerweile konnten die Wissenschaftler auch bei anderen Autoimmunerkrankungen (etwa bei Typ-1-Diabetes, Lupus erythematodes oder rheumatoider Arthritis) eine reduzierte Anzahl (im Blut) oder eine gestörte Funktion der T-Reg-Zellen nachweisen. Das gilt zwar nicht für alle Autoimmunerkrankungen, dennoch glauben die Wissenschaftler nicht an einen Irrweg und forschen weiter.

THERAPIEANSATZ 2

Andere Forschergruppen beschäftigen sich damit, eine selektive Behandlung zu entwickeln, die autoreaktiven Immunzellen wieder zur Toleranz verhilft. So würden sie »ihr« Antigen wieder als harmlos einstufen und nicht mehr länger attackieren. Ein weiterer Vorteil: Auf diese Weise würde nur noch der eigentliche Aggressor »therapiert« – das Immunsystem als Ganzes bliebe verschont und würde nicht, wie bei der immunsuppressiven Therapie (**siehe Seite 40**), so massiv heruntergefahren, dass der Körper vor Krankheitserregern (und der Entstehung von Krebszellen) nicht mehr ausreichend geschützt ist.

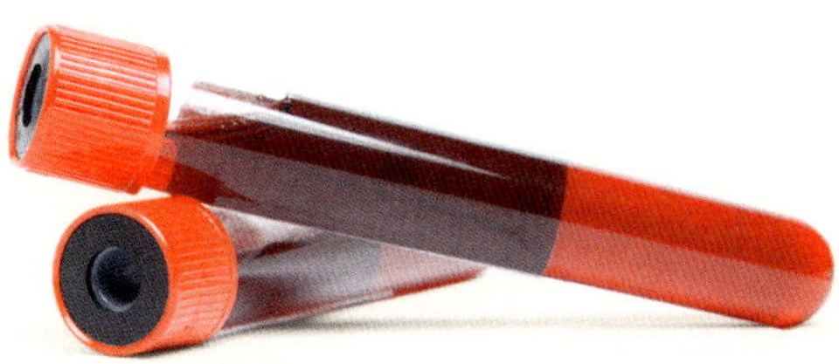

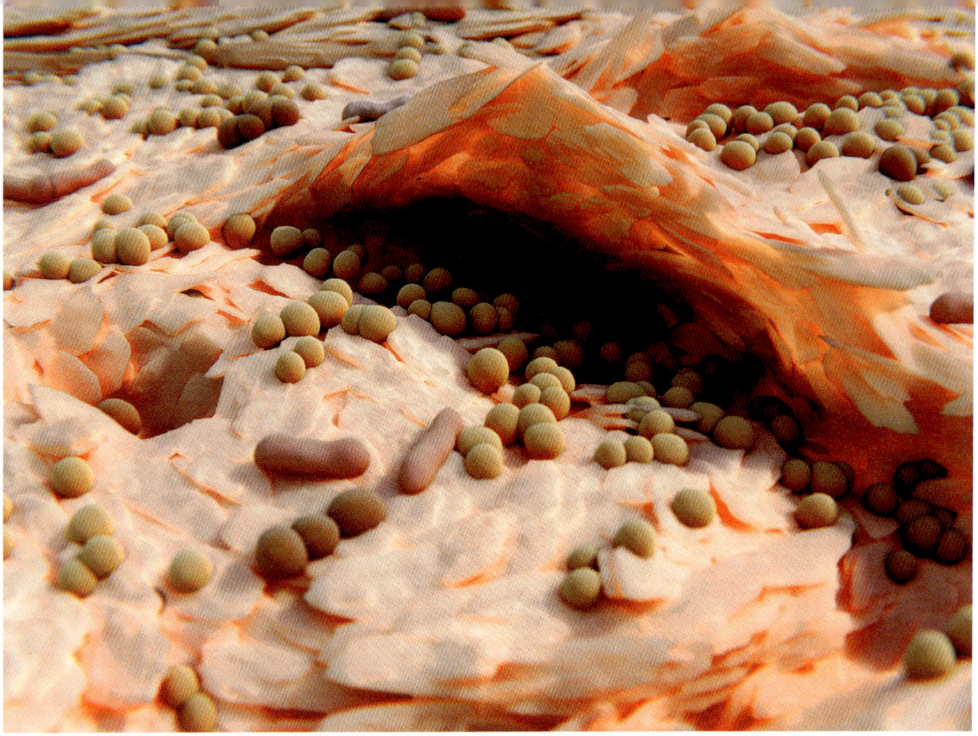

DIE *EINE* URSACHE GIBT ES NICHT

Im Moment spricht vieles dafür, dass ein komplexes Geschehen für die Entwicklung einer Autoimmunerkrankung verantwortlich ist, an dem mehrere Einflüsse beteiligt sind. Diese Einflüsse zu entschlüsseln und gezielt zu behandeln oder – noch besser – sie rechtzeitig zu verhindern, damit sie Krankheiten gar nicht erst verursachen, steht im Zentrum der modernen Autoimmunforschung.

Auch wenn ein fehlgeleitetes Immunsystem ganz unterschiedliche Organe und Gewebe betreffen und damit für unterschiedliche Krankheitsbilder verantwortlich sein kann, so lässt sich ziemlich sicher sagen: Alle Autoimmunerkrankungen haben einen ähnlichen Ursprung. Noch ist jedoch unklar, welche Auslöser – oder Kombination von Auslösern – zur Autoimmunität führen.

DIE GENE ALS AUSLÖSER

Wie es scheint, besteht bei vielen Patienten eine genetische Veranlagung für Autoimmunerkrankungen, denn in ihren Familien treten diese Erkrankungen überdurchschnittlich oft auf. Dabei hängt eine erbliche Disposition wesentlich vom Verwandtschaftsgrad ab: Leiden Verwandte ersten Grades wie Eltern, Geschwister oder das eigene Kind unter einer Autoimmunerkrankung, ist die Wahrscheinlichkeit höher, selbst zu erkranken, als wenn Großeltern, Tante, Onkel, Cousine oder Neffe betroffen sind.

Die genetische Komponente einer Autoimmunerkrankung interessiert die Forschung schon seit Jahren: Derzeit sind etwa 300 bis 400 Genvarianten bekannt, die an der Entstehung von Autoimmunerkrankungen beteiligt sind. Außerdem hat man festgestellt, dass Patienten trotz unterschiedlicher Autoimmunerkrankungen häufig dieselben Genvarianten haben – die Wissenschaftler nehmen an, dass deshalb einige Autoimmunerkrankungen auffallend oft gemeinsam auftreten:

- Die Basedow-Krankheit oder die Hashimoto-Thyreoiditis gehen häufig einher mit Zöliakie, Diabetes vom Typ 1 oder Weißfleckenkrankheit (Vitiligo).
- Morbus-Bechterew-Betroffene leiden oft auch an Zöliakie oder Morbus Crohn.
- Bis zu 20 Prozent der Typ-1-Diabetiker haben zusätzlich eine Hashimoto-Thyreoiditis; ebenso tragen sie ein erhöhtes Risiko, eine Zöliakie zu entwickeln.

Die Gene sind es nicht allein

Allerdings werden längst nicht alle Menschen mit einer genetischen Disposition tatsächlich krank. Studien mit eineiigen Zwillingen haben gezeigt, dass die Wahrscheinlichkeit, dass beide an einer Autoimmunerkrankung leiden, nur bei etwa 30 Prozent liegt. Das wurde für mehrere Autoimmunerkrankungen nachgewiesen, so zum Beispiel für Multiple Sklerose, rheumatoide Arthritis, Lupus erythematodes oder Diabetes vom Typ 1. Trotz absolut iden-

APECED-SYNDROM

Das extrem selten auftretende APECED-Syndrom (Autoimmun-Polyendokrinopathie-Candidiasis-Ektodermaldystrophie-Syndrom Typ I) ist bislang die einzige Autoimmunerkrankung, bei der ein direkter Vererbungsweg bekannt ist: Die Betroffenen haben das für die Erkrankung verantwortliche defekte AIRE (autoimmune regulator)-Gen von beiden Elternteilen geerbt. Als Krankheitszeichen treten fast immer Funktionsstörungen der Nebennierenrinde und der Nebenschilddrüse auf; ebenso ist eine Neigung zu Pilzinfektionen (Candidiasis) der Haut und Schleimhäute typisch. Zudem leiden APECED-Kranke oft unter weiteren Autoimmunerkrankungen wie Typ-1-Diabetes.

tischer Gene bleibt also deutlich mehr als die Hälfte der Zwillingspartner gesund – ein klares Indiz, dass weitere Faktoren im Spiel sind, damit eine Autoimmunerkrankung ausbricht.

DIE ROLLE VON INFEKTIONEN

2010 gelang einer Forschergruppe des Klinikums der Universität München der Nachweis, dass eine durch Streptokokken hervorgerufene Mandelentzündung eine besonders aggressive Form der Schuppenflechte (Psoriasis) auslösen kann. Betroffene leiden unter schuppigen, entzündeten, silbern schimmernden, mitunter juckenden Belägen (Plaques) auf der Haut, insbesondere an den Streckseiten der Arme und Beine, aber auch am Kopf, an den Ohren oder in der Kreuzbeinregion.

Schuppenflechte und die T-Zellen

Schuppenflechte gilt schon länger als eine sogenannte T-Zell-vermittelte Autoimmunerkrankung. Das heißt, die T-Zellen greifen die (pigmentbildenden) Zellen der Haut an und lösen so eine chronische Entzündung aus. Neu war jedoch die Erkenntnis, dass eine Streptokokkeninfektion den Startschuss für die Attacken der T-Zellen gegen die Hautzellen liefern kann. Denn die Forscher spürten mithilfe von molekularbiologischen Untersuchungen die gleichen spezifischen T-Zellen in den Plaques der Haut auf, die sie bereits in den streptokokkeninfizierten Mandeln der Betroffenen gefunden hatten. Der Grund lag für die Wissenschaftler auf der Hand: Weil Hautzellen und Streptokokken ganz ähnliche Strukturen aufweisen, wenden die gegen Streptokokken aktivierten T-Zellen ihr zerstörerisches Potenzial konsequenterweise auch auf das harmlose Eigene an.
Glücklicherweise heilt in vielen Fällen eine Schuppenflechte, die im Zuge einer Streptokokkeninfektion entstanden ist, vollständig aus, wenn die kranken Mandeln operativ entfernt werden.

IMMUNOLOGISCHE MIMIKRY

Das Ergebnis der Münchner Forscher ist jedoch auch noch in anderer Hinsicht interessant. Denn es passt gut zur These der immunologischen beziehungsweise molekularen Mimikry (= Nachahmung). Danach können einige Viren und Bakterien ihre Strukturen so genau an die der körpereigenen Zellen anpassen, dass es für das Immunsystem nicht mehr möglich ist, zwischen »fremd« und »eigen« zu unterscheiden. Durch diese fehlgeleitete Reaktion greifen die zur Infektabwehr gebildeten Immunzellen und Antikörper nun sowohl die erregerspezifischen als auch die körpereigenen Antigene an.

ZELLTRÜMMER ALS FREMDKÖRPER

Möglicherweise sind die körpereigenen Zellbestandteile selbst dafür verantwortlich, dass das Immunsystem sie zum Feind erklärt. Ausgangspunkt ist eine unglückliche Verkettung von Umständen: Verursacht eine Infektion einen massenhaften Zelltod, gelangen jede Menge Zelltrümmer ins Blut, die normalerweise im Zellinneren verborgen und deshalb dem Immunsystem erst einmal unbekannt sind. In dem Bestreben, die Fremdkörper vollständig zu eliminieren, starten die Akteure des Immunsystems eine autoimmune Reaktion – und bereiten so womöglich den Weg für die Entstehung einer Autoimmunerkrankung.

AUCH VIREN ALS »TRIGGER«

Endgültig bewiesen ist es noch nicht, dass Infektionen zu Auslösern für Autoimmunerkrankungen werden können. Aber es spricht vieles dafür. Neben den Streptokokken (und anderen Bakterien wie etwa *Chlamydophila pneumoniae* als möglicher Auslöser für Multiple Sklerose) haben die Forscher auch einige Viren im Visier, allen voran das Epstein-Barr-Virus. Es könnte als »Trigger« zum Beispiel für die Hashimoto-Thyreoiditis, chronisch-entzündliche Darmerkrankungen (Morbus Crohn und Colitis ulcerosa), aber auch für Multiple Sklerose oder rheumatoide Arthritis infrage kommen. Letztere kann möglicherweise auch durch eine Infektion mit dem Parvovirus B19 ausgelöst werden. Bei Diabetes Typ 1 könnte die Initialzündung vom Rötel-Virus oder Coxsackie-Virus ausgehen; eine Darmvirusinfektion könnte zum Auslöser einer Zöliakie-Erkrankung werden. So hat sich zum Beispiel herausgestellt, dass Kleinkinder, die eine Rotavirus-Infektion durchgemacht haben, häufiger eine Zöliakie entwickeln.

DIE HORMONELLE KOMPONENTE

Ist eine Autoimmunerkrankung ein typisches Frauenleiden? Fakt ist: Rund 80 Prozent der Autoimmunkranken sind weiblich. Auffällig auch: Vor allem in Zeiten, in denen der weibliche Körper seine Hormonproduktion umstellt – zu Beginn des Menstruationszyklus in der Pubertät, während der Schwangerschaft, kurz nach der Entbindung, in den Wechseljahren – macht sich eine Autoimmunerkrankung oft das erste Mal bemerkbar.

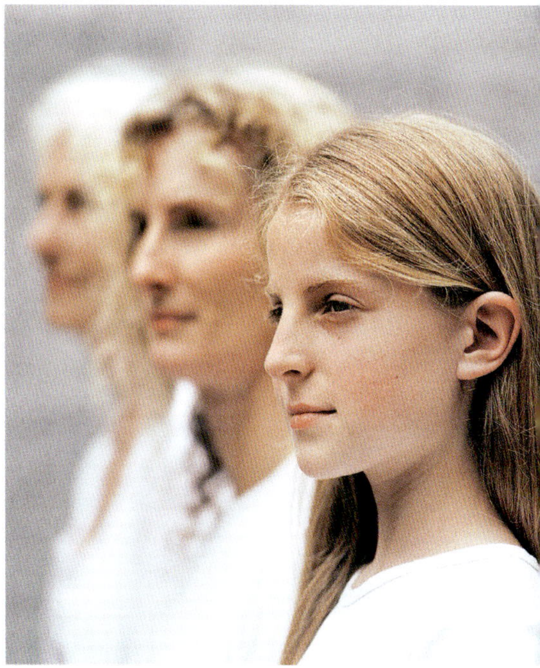

Eine Autoimmunerkrankung macht sich bei Frauen vor allem in Phasen mit Hormonumstellungen bemerkbar.

Starke weibliche Abwehrkräfte

Dass Hormone bei der Entstehung einer Autoimmunerkrankung eine Rolle spielen, gilt als sehr wahrscheinlich. Auch sind sich die Immunologen weitgehend einig, dass das Immunsystem von Frauen bis zu den Wechseljahren deutlich effektiver im Kampf gegen Krankheitserreger ist als das Immunsystem von Männern. So verfügt das weibliche Immunsystem zum Beispiel über mehr natürliche Antikörper als das männliche Immunsystem, die Abwehrreaktion setzt bei Frauen rascher ein, und die eigentliche Immunantwort fällt bei Frauen intensiver aus. Für diesen Geschlechterunterschied machen die Forscher das weibliche Sexualhormon Östrogen verantwortlich: Östrogen stimuliert unter anderem die antikörperbildenden B-Zellen und kurbelt die millionenfache Vermehrung der spezifischen T-Zellen (**siehe Seite 12**) an. Dagegen hemmt das männliche Sexualhormon Testosteron die T-Zellen-Aktivierung. Dadurch reagiert das männliche Immunsystem langsamer – und damit weniger wirksam gegen Krankheitserreger. Als Folge sind Männer infektanfälliger als Frauen.

Die Kehrseite der weiblichen Abwehrstärke: Ein Immunsystem, das so präzise und effizient gegen Fremdes arbeitet, setzt diese Tugenden leider auch gegen Eigenes ein, wenn die Weichen in Richtung Autoimmunität gestellt werden. Deshalb sind Frauen anfälliger für die Entstehung einer Autoimmunerkrankung als Männer.

ÖSTROGENE ALS ANHEIZER?

Dass eine Autoimmunerkrankung bei Frauen so auffallend oft in Phasen eines hormonellen Umbruchs ausbricht, könnte ebenfalls mit dem stimulierenden Einfluss von Östrogen auf das Immunsystem zu tun haben. Denn diese Zeiten sind geprägt von einem (relativen) Ungleichgewicht zwischen den beiden Sexualhormonen Östrogen und Progesteron. Bedeutsam ist die Östrogendominanz bei gleichzeitigem Progesteronmangel: Liegt der Östrogenspiegel höher, dominiert das Hormon seinen Gegenspieler, das Progesteron. Eine Östrogendominanz zeigt sich

- oft in der Pubertät, wenn der weibliche Zyklus noch nicht eingespielt ist.
- unmittelbar nach der Entbindung, weil die Progesteronkonzentration sinkt, der Östrogenspiegel aber konstant erhöht bleibt.
- praktisch immer zu Beginn der Wechseljahre, weil die Funktion der Eierstöcke allmählich nachlässt und der Progesteronspiegel mehr und mehr abfällt, Östrogen jedoch noch weitgehend normal produziert wird.

Aus Sicht vieler Immunologen könnte sich dieser Überschuss an Östrogen auch ungünstig auf das Immunsystem auswirken. Der Grundgedanke: Zu viel Östrogen kann das Immunsystem dermaßen anheizen, dass es schließlich den eigenen Körper angreift.

DIE ROLLE VON PROGESTERON

Andere Forscher sehen dagegen den Progesteronmangel als Auslöser einer Autoimmunerkrankung. Dabei stützt sich ihre Argumentation auf den Umstand, dass Progesteron unter anderem auch das Immunsystem beeinflusst, etwa indem es Entzündungen hemmt und übermäßigen Immunreaktionen entgegenwirkt. Fehlt das Hormon Progesteron, fällt dieses Regulativ weg. Wissenschaftler, die diese These vertreten, verweisen darauf, dass sich viele autoimmunkranke Frauen besser fühlen, wenn der Progesteronspiegel erhöht ist – etwa während einer Schwangerschaft. Dann hat das kontinuierlich ansteigende Progesteron die Aufgabe, die Schwangerschaft in den ersten drei Monaten zu erhalten und später das Wachstum des Ungeborenen zu fördern. Hiervon profitieren zum Beispiel viele Patientinnen mit einer autoimmunbedingten Schilddrüsenentzündung, einer rheumatoiden Arthritis oder Multiplen Sklerose. Allerdings hat der therapeutische Einsatz von Progesteron in klinischen Studien zur Multiplen Sklerose bis jetzt nicht die erhofften Ergebnisse erzielt.

Es gibt aber auch Autoimmunerkrankungen, auf die sich eine Schwangerschaft ungünstig auswirkt. So müssen schwangere Frauen, die an einem systemischen Lupus erythematodes oder einem Morbus Crohn leiden, nicht nur mit einer Verschlimmerung ihrer Beschwerden rechnen, sondern sie erleiden auch häufiger schwere Krankheitsschübe und schwangerschaftsbedingte Komplikationen. Allerdings ist es genauso gut möglich, dass sich eine Schwangerschaft weder positiv noch negativ auf eine bereits bestehende Autoimmunerkrankung auswirkt.

WICHTIG: GUTE BETREUUNG WÄHREND DER SCHWANGERSCHAFT

Meist ist eine Autoimmunerkrankung kein Grund, auf eine Schwangerschaft zu verzichten. Wichtig ist jedoch, dass sich betroffene Frauen mit Kinderwunsch bereits vor der Schwangerschaft beraten lassen – auch, um gegebenenfalls die medikamentöse Behandlung anzupassen. Idealerweise wird die Schwangerschaft dann von einem Frauenarzt / einer Frauenärztin betreut, der / die auf Hochrisikoschwangerschaften spezialisiert und bereit ist, sich eng mit dem behandelnden Therapeuten abzustimmen. In der Schwangerschaft sind neben den üblichen Vorsorgeuntersuchungen auch regelmäßige internistische Untersuchungen ratsam. Es ist möglich, dass die Antikörper, die bei einer Autoimmunerkrankung gebildet werden, die Plazenta überwinden und so zum Ungeborenen gelangen. Das Kind ist – wenn überhaupt – in der Regel aber nur vorübergehend beeinträchtigt, weil die Antikörper der Mutter allmählich abgebaut werden und das Kind selbst keine Antikörper produziert. Dennoch sollten die Ärzte während der Schwangerschaft ein Augenmerk darauf haben, und auch die Geburtshelfer sollten dies bei der Erstuntersuchung des Neugeborenen berücksichtigen.

STRESS ALS AUSLÖSER

Warum habe gerade ich die Krankheit bekommen? Und warum gerade jetzt? Viele, die mit der Diagnose »Autoimmunerkrankung« konfrontiert werden, möchten wissen, wann und wodurch genau die Weichen für ihre Erkrankung gestellt wurden. Das ist nicht einfach, denn oft gibt es keinen klar ersichtlichen Zusammenhang zwischen dem bisherigen Lebensweg und den nun auftretenden Beschwerden. Dennoch haben die Therapeuten zumindest einen bedeutsamen Lebensstilfaktor identifiziert, der für Autoimmunerkrankungen zum Initialzünder werden kann: emotionaler Stress.

Alltagsstress – Gefahr für die Gesundheit

Manchmal kann ein Betroffener ziemlich genau angeben, wann er das erste Mal deutlich gespürt hat, dass etwas nicht stimmt mit ihm. »Schweren Lebensstress« nennen die Stressforscher ein extremes Ereignis, das eine tiefe seelische Erschütterung zur Folge hat: der Tod eines Angehörigen, eine Scheidung oder Trennung, eine tiefe Kränkung, Mobbing am Arbeitsplatz, mitunter auch die Erinnerung an ein traumatisches Erlebnis in der Kindheit, das lange vergessen schien und wieder ins Bewusstsein gerückt ist. Sehr viel häufiger ist jedoch, dass den Betroffenen bei der Suche nach den möglichen Auslösern plötzlich bewusst wird, unter welcher Anspannung sie stehen: permanenter Leistungsdruck, Zeitdruck, lange Arbeitszeiten, kurze Erholungspausen, aber auch zu wenig Schlaf, unregelmäßige Essenszeiten, zu wenig Zeit für sich selbst … Je anstrengender und turbulenter es tagaus, tagein zugeht, desto schwieriger wird es, von der An-Spannung in die Ent-Spannung umzuschalten und so zu innerer Ruhe und Gelassenheit zurückzufinden.

ÜBERMÄSSIGE BELASTUNGEN

Besonders wenn mehrere Rollen auf einmal zu erfüllen sind – als Partner, Eltern, pflegender Angehöriger, Arbeitnehmer oder Arbeitgeber –, ist der Dauerdruck oft allgegenwärtig. Viele von uns neigen außerdem dazu, in allem perfekt sein und möglichst immer 100 Prozent geben zu wollen. Tatsächlich sind viele Menschen so sehr an ein Leben mit Stress gewöhnt, dass sie ihn erst wahrnehmen, wenn ihre Seele und / oder ihr Körper aufbegehren und durch ernsthafte Alarmsignale wie Erschöpfung, Konzentrationsprobleme, Nervosität, Gereiztheit, Schlafstörungen, Angstzustände, Niedergeschlagenheit, depressive Verstimmung, aber auch Muskelverspannungen, Kopfschmerzen, Rückenprobleme, Tinnitus oder Magen-Darm-Probleme anzeigen: So geht es nicht weiter. Die extremste Form des körperlichen Aufbegehrens gegen chronische Überlastung ist der Ausbruch einer Autoimmunerkrankung.
Eine weitere leidvolle Erfahrung von Menschen mit einer Autoimmunerkrankung: Anhaltender Stress kann einen Krankheitsschub

auslösen beziehungsweise ihre Beschwerden verschlimmern.

Wie der Körper auf Stress reagiert

Auf eine Stresssituation reagiert der Körper umgehend – und immer nach demselben Schema. Eine Reihe von eng miteinander verzahnten Prozessen wird in Gang gesetzt, um blitzschnell entscheiden zu können, ob Angriff oder Flucht (»fight or flight«) die angemessene Reaktion ist. Diese Stressreaktion ist ein Überlebensreflex aus »grauer Vorzeit«. Daran sind alle wichtigen Systeme beteiligt: das zentrale und vegetative Nervensystem, das hormonelle (endokrine) System und das Immunsystem. Und sie alle stehen miteinander in engem Austausch.

Die Steuerzentrale ist das Gehirn: Ruft es den Alarmzustand aus, werden innerhalb von Millisekunden bestimmte Botenstoffe des Nervensystems (Neurotransmitter) freigesetzt, die wichtige Prozesse im Körper anstoßen. Als Erstes schüttet das Mark der Nebennieren die Hormone Noradrenalin und Adrenalin aus, die unter anderem dafür sorgen, dass sich Herzschlag, Puls und Atemfrequenz beschleunigen, der Blutzucker ansteigt und Muskeln stärker durchblutet werden. Etwas später gesellt sich Cortisol hinzu. Es wird in der Nebennierenrinde gebildet und soll die Energie zur Verfügung stellen, die der Körper benötigt, wenn eine Belastung länger anhält. Hierfür aktiviert Cortisol unter anderem den Stoffwechsel und lässt den Blutzuckerspiegel ansteigen. Auf diese Weise hilft es uns, konzentriert zu bleiben und durchzuhalten – aber nur, wenn der Stress von kurzer Dauer ist und die Stressreaktion des Körpers rasch wieder zum Stillstand kommt. Befindet sich der Organismus dagegen permanent im Alarmzustand, bleibt auch der Cortisolspiegel anhaltend hoch, dann verkehren sich die Vorteile des Powerschubs ins Gegenteil. Wir spüren diesen Umkehreffekt auf unangenehme Art und Weise: Wir sind gereizt und fühlen uns wie aufgedreht, sodass wir am Abend Mühe haben, in den Schlaf zu finden.

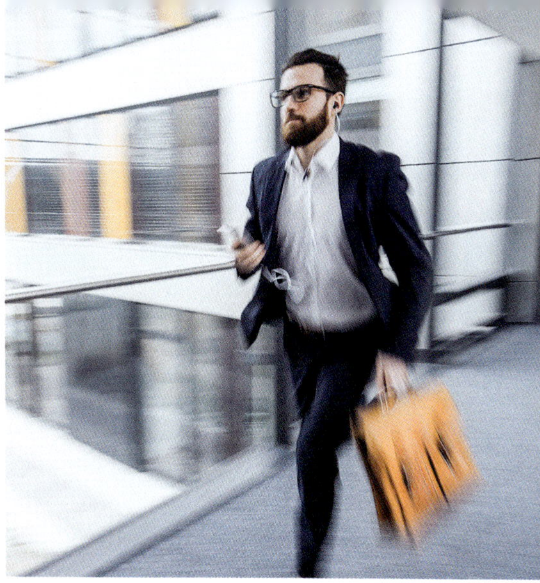

Übermäßiger Stress über einen längeren Zeitraum kann eine Autoimmunerkrankung auslösen.

CORTISOL HEMMT DAS IMMUNSYSTEM

Um die Energie im Rahmen der Stressreaktion bereitstellen zu können, beeinflusst Cortisol direkt das Immunsystem: Es sorgt dafür, dass die Abwehrleistung massiv gebremst wird, um Energie zu sparen. Das Immunsystem bildet nun weniger Abwehrzellen, die zudem nicht mehr so leistungsfähig sind. Dies ist eigentlich eine sinnvolle Schutzmaßnahme des Körpers: Dadurch verausgabt sich das Abwehrsystem nicht, und es lässt sich auch nicht zu überschießenden Reaktionen verleiten. Allerdings für den Preis, dass das Immunsystem uns nun nicht mehr zuverlässig vor Krankheitserregern schützt. Deshalb kann zu viel Cortisol über einen längeren Zeitraum (wie auch eine längere Behandlung mit Kortison) dazu führen, dass Wunden langsamer heilen und die Anfälligkeit für Infekte, insbesondere für Virusinfekte, steigt. Die Medizin macht sich diesen Effekt (wie auch die entzündungshemmenden Eigenschaften des Cortisols) zunutze, indem sie synthetisch hergestelltes Kortison zur medikamentösen Behandlung von Autoimmunerkrankungen (und Allergien) einsetzt.

DIE FOLGEN VON DAUERSTRESS

Befindet sich unser Organismus permanent im Stressmodus, ist es nur noch eine Frage der Zeit, bis ihm die Fähigkeit zur Selbstregulation verloren geht und es ihm auch an weniger stressigen Tagen nicht mehr möglich ist, zu seinem normalen Ruheniveau zurückzufinden. Das betrifft auch die Regulierung von Cortisol. Normalerweise wird die Cortisolproduktion gedrosselt, wenn seine Konzentration im Blut hoch ist. Dann kommt die Stressreaktion zum Stillstand, der Cortisolspiegel sinkt. Bei Dauerstress bleibt dieser Rückkopplungseffekt aus – der Cortisolspiegel ist nun chronisch erhöht. Das kann fatale Folgen haben. Paradoxerweise verkehrt sich die Wirkung von Cortisol, nämlich Entzündungen zu verhindern, nun ins Gegenteil: Bei Dauerstress kann ein hoher Cortisolspiegel eine starke Entzündung auslösen. Das Stresshormon vermag es plötzlich nicht mehr, die verschiedenen Reaktionen des Immunsystems unter Kontrolle zu halten – es kommt zu einer Überaktivität der Abwehrzellen und damit auch zu einer verstärkten Produktion von entzün-

SCHWANKENDER CORTISOLSPIEGEL

Wie viel Cortisol ausgeschüttet wird, hängt wesentlich von unserer psychischen Verfassung ab. Je belastender wir eine Situation wahrnehmen, desto mehr Cortisol wird bereitgestellt – damit wir für den bevorstehenden Stress besser gewappnet sind. Es sind also vor allem psychische – und damit sehr individuelle – Faktoren, die die Freisetzung von Cortisol beeinflussen.
Dies erklärt auch, weshalb der Cortisolwert nicht nur von Mensch zu Mensch, sondern auch bei uns selbst stark schwanken kann.

dungsfördernden Zytokinen. Diese hochkompetenten Immunzellen und die von den B-Zellen fleißig bereitgestellten Antikörper können nun den Körper selbst attackieren und chronische Entzündungs- beziehungsweise Autoimmunerkrankungen auslösen – oder diese verstärken.

Resistent gegen Cortisol: Noch kennen die Forscher die genauen molekularen Mechanismen nicht im Detail. Aber sie haben eine Vermutung. Danach könnte der ungute Umkehreffekt das Ergebnis einer Ermüdung sein: Die Cortisolrezeptoren auf den Zellen, die normalerweise auf das Stresshormon reagieren, machen einfach dicht, wenn ein ständiges Überangebot an Cortisol im Körper zirkuliert. Der Körper stellt sich gewissermaßen taub für das Signal »Entzündungsstopp«, welches das Cortisol sendet.

Direkter Draht zwischen Gehirn und Immunsystem: Sehr wahrscheinlich sind an der stressbedingten Störung des Immunsystems noch andere molekulare Mechanismen beteiligt. So weiß man zum Beispiel inzwischen, dass die Immunzellen bei Stress vom Gehirn auch direkt aktiviert werden. Hierfür sendet das Gehirn über das vegetative Nervensystem Botenstoffe, die an spezielle Rezeptoren an den Immunzellen binden. Umgekehrt kann das Immunsystem dem Gehirn über diesen Weg eine Erkrankung melden. Bei einer anhaltenden Stressbelastung kann es also sein, dass das Gehirn selbst fortlaufend irreführende Signale an die Immunzellen sendet.

Vagusstimulation – Therapie der Zukunft?

Möglicherweise spielt auch der Vagusnerv eine wichtige Rolle bei der Kontrolle von Entzündungsreaktionen. Der Vagusnerv ist ein vom Hirnstamm ausgehender Strang aus Nervenfasern, der an der Regulation von nicht willentlich beeinflussbaren Prozessen wie Atmung, Herzschlag und Darmbewegung beteiligt ist. Im Jahr 2000 wies Kevin Tracey vom amerikanischen Feinstein Institute for Medical Research in Manhasset nach, dass der Vagusnerv außerdem die Fähigkeit hat, Immunreaktionen herunterzufahren. Untermauert wurde die Entdeckung durch Epilepsiepatienten und später auch durch Patienten mit einer Depression, die zur Linderung ihrer Erkrankung mit elektrischen Impulsen behandelt wurden: Nach einer Stimulation des Vagusnervs wies ihr Blut deutlich weniger Entzündungsstoffe auf als vor der Stimulation. Diesen überraschenden Effekt haben die Forscher zum Anlass genommen, eine Vagusstimulation zur Regulierung eines überschießenden Immunsystems bei Autoimmunerkrankungen zu entwickeln.

Derzeit laufen Studien, die vielversprechende Ergebnisse bei Patienten mit rheumatoider Arthritis und Morbus Crohn zeigen. Da die Teilnehmerzahl bislang jedoch sehr klein ist, bleibt abzuwarten, ob die Vagusstimulation tatsächlich das therapeutische Potenzial hat, Menschen mit Autoimmunerkrankungen nachhaltig zu helfen.

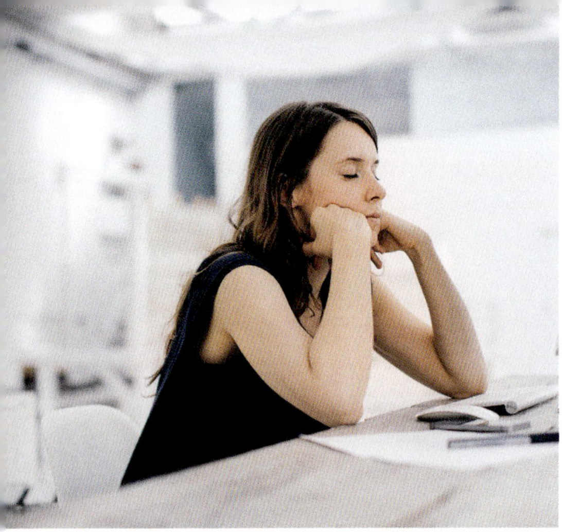

Energiemangel und rasche Erschöpfung können die Folge geschwächter Nebennieren sein.

Erschöpfte Nebennieren

Chronischer Stress kann auch die Nebennieren in Mitleidenschaft ziehen: Müssen sie permanent über ihre Verhältnisse agieren, ermüden sie irgendwann einmal und fahren die Cortisolproduktion drastisch herunter. Die Nebennierenschwäche (»adrenal fatigue«) wird auch »Nicht-Addison-Form« genannt. Denn anders als die Autoimmunerkrankung Morbus Addison, bei der das Gewebe der Nebennierenrinde durch Autoantikörper irreparabel zerstört wird, können sich erschöpfte Nebennieren durch eine gezielte Unterstützung vollständig erholen (**siehe Seite 73**). Bei der Addison-Krankheit muss der Hormonmangel dagegen für den Rest des Lebens medikamentös ausgeglichen werden – unbehandelt verläuft die Erkrankung tödlich.

Die Nicht-Addison-Form einer Nebennierenschwäche ist auch für Gesunde ein Problem. Für Menschen mit einer Autoimmunerkrankung kann sie – nicht erkannt – jedoch dazu führen, dass ihre Behandlung womöglich ins Leere läuft: Ist nicht mehr genügend Cortisol vorhanden, kann dies für das Immunsystem letztendlich den gleichen Effekt haben wie ein chronisch erhöhter Cortisolspiegel: Es fehlt ein Regulativ, das die Immunzellen daran hindert, überaktiv zu sein und das eigene Gewebe anzugreifen.

Viele der spürbaren Folgen eines Cortisolmangels ähneln den begleitenden Beschwerden, die Autoimmunkranken das Leben zusätzlich schwer machen können, allen voran chronische Müdigkeit, morgendliche Anlaufschwierigkeiten, Energiemangel und rasche Erschöpfung nach körperlicher und geistiger Anstrengung, aber auch die Neigung zu depressiven Verstimmungen und Angststörungen. Noch sind sich die Experten allerdings nicht einig, ob der krankheitsfördernde Aspekt einer Nebennierenschwäche für alle Autoimmunerkrankungen gleichermaßen von Bedeutung ist. Bei Autoimmunerkrankungen der Schilddrüse weisen erste Studien – und die vielen Erfahrungsberichte von Betroffenen – aber darauf hin, dass eine Nebennierenerschöpfung und eine gestörte Schilddrüsenfunktion tatsächlich zusammenhängen könnten. Danach leiden Patienten mit Morbus Basedow und noch häufiger Patienten mit einer Hashimoto-Thyreoiditis auffallend oft gleichzeitig auch an einer Schwäche der Nebennieren.

CORTISOL-BESTIMMUNG

Zur Diagnostik der ganzheitlichen Medizin bei Autoimmunerkrankungen gehört die Bestimmung des Cortisolwerts – so kann auch die Funktion der Nebennieren überprüft werden.

Mit einem Standard-Bluttest oder Urintest lässt sich eine subklinische Nebennierenschwäche kaum aufdecken. Denn meist befinden sich die Nebennierenhormone noch im (unteren) Normbereich – und gelten für die Schulmedizin daher als nicht behandlungsbedürftig.

Am besten lässt sich der Cortisolwert im Speichel bestimmen. Da die Cortisolsekretion eine ausgeprägte Tagesrhythmik mit einem Maximum am Morgen und einem Minimum um Mitternacht hat (zirkadianer Rhythmus), sollte immer ein Cortisoltagesprofil erstellt werden, die einmalige Messung ist nicht aussagekräftig.

Hierfür werden die Cortisolkonzentrationen in fünf Proben über den Tag verteilt gemessen; idealerweise wird zusätzlich auch der DHEA-Wert (Dehydroepiandrosteron) einmal am Morgen sowie am späten Abend bestimmt. DHEA ist der Gegenspieler von Cortisol, der die Stressbereitschaft senkt; er ist in der Erschöpfungsphase der Nebennieren typischerweise ebenfalls zu niedrig. Viele Therapeuten messen außerdem den ACTH-Spiegel (ACTH = adrenocorticotropes Hormon), der ebenfalls erniedrigt sein kann.

Cortisol-Werte, die auf eine Nebennierenschwäche hinweisen:

- Anfangsstadium: Bei anhaltendem Stress ist die nächtliche Cortisol-Produktion gesteigert, was sich in erhöhten Cortisolwerten am Morgen nach dem Aufstehen widerspiegelt. Häufig bleibt die Cortisol-Konzentration dann auch über den Tag hinweg erhöht.
- Fortgeschrittenes Stadium: Der morgendliche Cortisolwert ist niedrig, möglicherweise sind auch die folgenden Messungen im unteren Bereich – die Nebennieren befinden sich in der Erschöpfungsphase.

Einen Cortisolmangel-Speicheltest können Sie auch zu Hause selbst durchführen. Mit rezeptfreien Tests (Apotheke) können entweder nur Cortisol oder Cortisol sowie DHEA (etwa 89 Euro) bestimmt werden. Auffällige Werte sollten Sie jedoch unbedingt mit Ihrem Therapeuten besprechen.

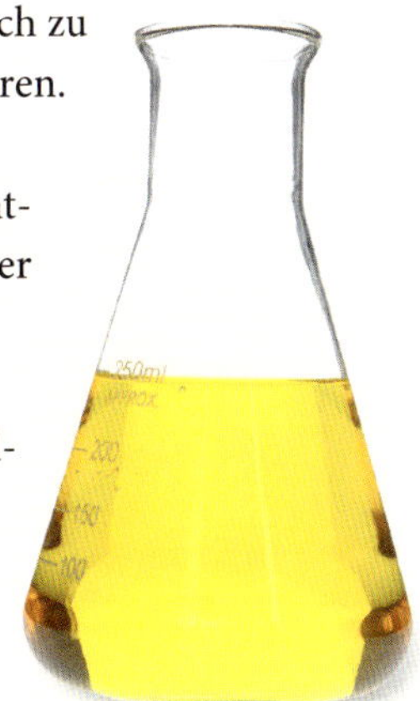

LIEGEN DIE URSACHEN IM DARM?

Chronischer Stress kann auch auf körperlicher Ebene entstanden sein, etwa weil länger anhaltende Schmerzzustände, eine chronische Infektion oder eine schwelende Entzündung nicht oder nicht ausreichend behandelt wurden. Eine der Kernbotschaften der ganzheitlichen Medizin ist, dass sich solche verborgenen Entzündungsprozesse oft im Darm abspielen – nämlich dann, wenn seine Schutzmechanismen nicht mehr intakt sind.

Das Wunder Darm

Der Darm wurde lange Zeit massiv unterschätzt. Heute wissen wir: Das Verdauungsorgan kann sehr viel mehr als »nur« die Nährstoffe aus der Nahrung aufnehmen und Unverdauliches aus dem Körper befördern. Denn der Darm ist mit einer Oberfläche von 300 bis 500 Quadratmetern nicht nur unser größtes Organ, sondern auch unser größtes Immunorgan. Die enorme Fläche ist wichtig, um der Nahrung bei ihrer Passage durch den Verdauungstrakt die Nährstoffe entziehen zu können. Allerdings macht sie den Darm auch angreifbar, denn hierüber können krank machende Mikroorganismen leicht ins Darminnere eindringen. Um dies zu verhindern, verfügt der Darm über mehrere Verteidigungslinien, die gemeinsam die sogenannte Darmbarriere bilden.

DIE DARMBARRIERE – GRENZE ZWISCHEN AUSSENWELT UND KÖRPER

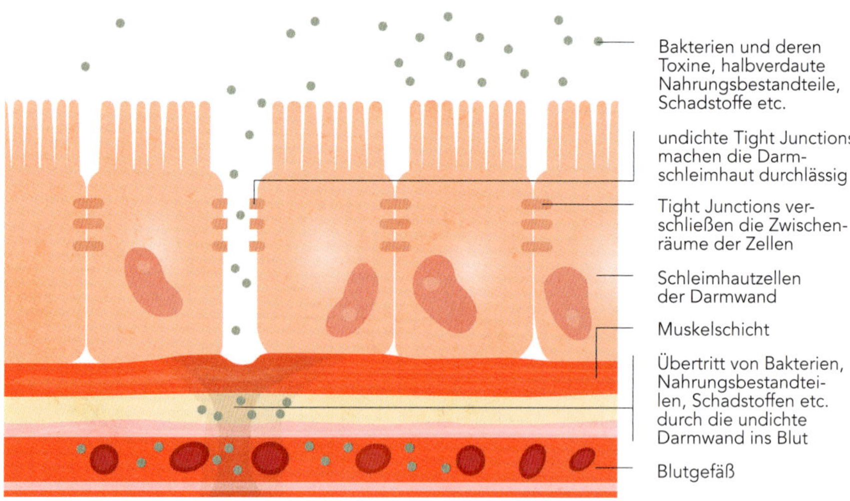

Ist die Darmbarriere gestört, können Keime und Stoffe in den Körper gelangen, die uns krank machen.

DREI SÄULEN DER DARMBARRIERE

Darmschleimhaut, darmeigenes Immunsystem und Darmflora (die auf der Oberfläche der Darmschleimhaut einen Schutzfilm bildet) fungieren gemeinsam als Darmbarriere. Diese Barriere bildet die Grenze zwischen der Außenwelt und dem Organismus. Ihre wichtigste Aufgabe: den Körper als undurchlässige Barriere vor allem Schädlichen abzuschirmen und dafür zu sorgen, dass ihm alles Nützliche zugeführt wird. Für diesen Balanceakt ist die oberste Schicht der Darmschleimhaut (Epithel) zuständig: Sie lässt sämtliche wichtigen Nährstoffe des Nahrungsbreis in Richtung Blutbahn passieren, verhindert jedoch, dass ungesunde Keime und Substanzen in den Körper gelangen, die wir mit dem Essen aufnehmen. In der Darmschleimhaut sitzen auch die Lymphknoten des darmeigenen Immunsystems, die unzählige Immunzellen enthalten. Weitere Immunzellen liegen verstreut zwischen den Darmzellen – zusammen machen sie mehr als 70 Prozent aller Immunzellen des Körpers aus. Auch für das darmeigene Immunsystem gilt: Abwehr krank machender Eindringlinge, gleichzeitig Toleranz gegenüber allen wichtigen Nahrungsbestandteilen sowie gegenüber den nützlichen Mikroorganismen der Darmflora.

DARMFLORA UND IMMUNSYSTEM

Eine intakte Darmflora (oder Darmmikrobiom) ist für die Funktion der Darmbarriere essenziell. Mehr noch: Von ihr hängt es ab, wie gut unser Immunsystem im Körper funktioniert. »Intakt« bedeutet, dass sich die guten Bakterienpopulationen mit den potenziell krank machenden Stämmen im Gleichgewicht befinden. Dominieren Letztere, hat dies eine Entzündung der Darmschleimhaut zur Folge – und das System »Darmbarriere« ist empfindlich gestört. Möglicherweise werden so auch die Weichen hin zu einer Übererregbarkeit der gesamten körpereigenen Immunabwehr gestellt, die dann zum Ausbruch einer Autoimmunerkrankung führt. Die Wiederherstellung einer ausgeglichenen Darmflora ist deshalb einer der Eckpfeiler der ganzheitlichen Therapie bei Autoimmunerkrankungen.

Leaky-Gut-Syndrom: krank durch einen »undichten« Darm?

Die Darmschleimhaut selbst kann auch Auslöser für eine gestörte Darmbarriere – und für ein gestörtes Gleichgewicht (= Dysbalance) der Darmflora sein, nämlich dann, wenn ein Leaky-Gut-Syndrom entstanden ist. »Leaky Gut« bedeutet durchlässiger Darm. Ausgangspunkt ist eine Veränderung spezialisierter Proteine, die die Aufgabe haben, die Zwischenräume der Schleimhautzellen der Darmwand zu verschließen. Werden diese Tight Junctions genannten Proteine undicht, wird auch die Darmschleimhaut durchlässig: Nun können zum Beispiel Bakterien und deren Giftstoffe, halb verdaute Nahrungsbestandteile, fettunlösliche Stoffe, chemische Schadstoffe und andere Substanzen, die eine intakte Darmwand normalerweise nicht überwinden können, in den Darm oder aus dem Darm in den Blutkreislauf gelangen.

WEHRHAFTES IMMUNSYSTEM

Fremdstoffe können die körpereigenen Abwehrkräfte nicht tolerieren. Und so leitet das Immunsystem des Darms eine Immunreaktion ein, um die Substanzen, die dort eigentlich nicht hingehören, umgehend zu eliminieren. Die Folge ist eine Entzündung der Darmschleimhaut – und der Beginn einer Kettenreaktion. Denn durch die Entzündung nimmt die Durchlässigkeit der Tight Junctions weiter zu, wodurch noch mehr fremde Stoffe in die Darmwand eindringen. Dies verstärkt wiederum das Entzündungsgeschehen – ein Teufelskreis. Aber auch gegen die im Blut zirkulierenden, als unbekannt identifizierten Stoffe – Bakterien, Gifte, Nahrungsbestandteile – geht das Immunsystem vor und löst eine Immunreaktion aus. Alle wichtigen Akteure sind beteiligt: T-Helferzellen, die die Killerzellen und Antikörper produzierenden B-Zellen auf den Plan rufen; Antikörper, die mit den Fremdstoffen (Antigenen) Immunkomplexe bilden; unzählige Entzündungsbotenstoffe, die nun im ganzen Körper – auch weit entfernt vom Darm – Entzündungen auslösen. Das Entzündungsgeschehen hält so lange an, wie die Durchlässigkeit des Darms besteht und Fremdstoffe übertreten.

Kann es sein, dass die Immunzellen durch ihre ständige Abwehrarbeit irgendwann über das Ziel hinausschießen und dann von den T-Reg-Zellen **(siehe Seite 12)** nicht mehr ausreichend herunterreguliert werden können? Oder sind es die Antikörper, die aus Versehen nicht nur die Fremdstoffe, sondern auch das körpereigene Gewebe als Antigene identifizieren (immunologische Mimikry!)? Bislang gibt es nur Hypothesen. Fest steht jedoch: Viele Autoimmunkranke haben auch ein Leaky-Gut-Syndrom – selbst wenn ihr Darm keine (spürbaren) Probleme verursacht. Umso wichtiger ist es, einen durchlässigen Darm wieder dicht zu machen.

Gestörte Barrierefunktion bei CED

Mit der schlimmsten Form einer gestörten Barrierefunktion der Darmschleimhaut müssen Menschen mit einer chronisch-entzündli-

MÖGLICHE AUSLÖSER EINES LEAKY-GUT-SYNDROMS

- einseitige Ernährung
- regelmäßiger Alkoholkonsum
- Rauchen
- Medikamente, die die Darmschleimhaut angreifen und die Darmflora durcheinanderbringen
- Mangel an bestimmten Vitalstoffen (zum Beispiel Zink)
- chronischer Stress
- Nahrungsmittel-Unverträglichkeiten auf Gluten, Fruktose, Laktose oder Histamin

chen Darmerkrankung (Morbus Crohn, Colitis ulcerosa), kurz CED, zurechtkommen (**siehe Seite 80**). Die Schulmedizin spricht allerdings nicht von einem »Leaky-Gut-Syndrom«, sondern von einer »Störung der (gastro-)intestinalen Permeabilität«, was nichts anderes als »Durchlässigkeit der Darmwand« bedeutet. Welche Rolle die Tight Junctions dabei spielen, ist derzeit Gegenstand verschiedener Forschungsprojekte. Fest steht jedoch, dass sie bei CED-Patienten signifikant verändert sind. Interessant ist zudem die Frage, ob ein Mangel an Defensinen der Auslöser oder die Folge einer gestörten Barrierefunktion der Darmschleimhaut ist. Defensine sind winzige Peptide, die unter anderem in der Darmschleimhaut sitzen und die auf die Vernichtung von Bakterien spezialisiert sind. Fehlen sie, können Bakterien leichter in die Darmwand eindringen – und so das Immunsystem aktivieren, das dann eine Entzündung auslöst. Weil das Geschehen sich permanent selbst unterhält, wird die Darmschleimhaut durch die anhaltende Entzündung immer mehr geschädigt – und büßt so allmählich ihre Barrierefunktion ein.

Des Weiteren ist bei CED-Betroffenen die Darmflora aus dem Lot geraten. Sie weist deutlich weniger Bakterienstämme auf und ist zudem aus anderen Bakterien zusammengesetzt als die Darmflora bei Gesunden. Auch hier sehen die Forscher einen Zusammenhang mit den Defensinen, denn sie regulieren die Zusammensetzung der Darmflora.

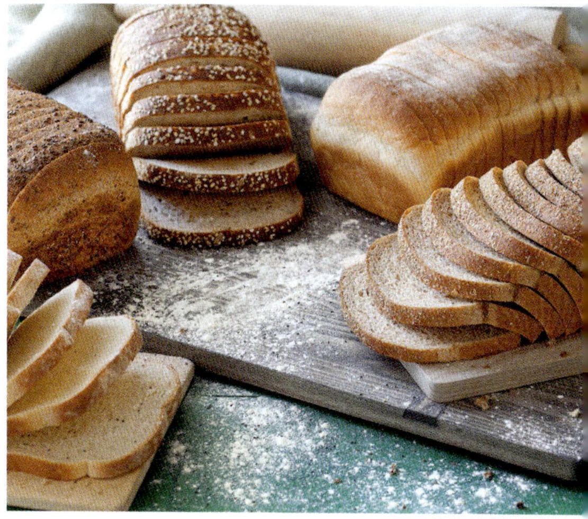

Glutenhaltige Getreideerzeugnisse können ein Leaky-Gut-Syndrom auslösen.

UNVERTRÄGLICHES GLUTEN

Eine Unverträglichkeit des Klebereiweißes Gluten ist in den letzten Jahren verstärkt in den Fokus der ganzheitlichen Medizin gerückt. Danach verschlimmert Gluten eine Barrierestörung im Darm – und möglicherweise wird die Barrierestörung sogar erst durch das Klebereiweiß verursacht.

Die Schulmedizin lässt eine Unverträglichkeit von Gluten nur bei Menschen gelten, die an Zöliakie erkrankt sind. Bei ihnen genügt bereits der Verzehr eines Stücks Brot, schon reagiert die Schleimhaut ihres Dünndarms mit einer Entzündung. Deshalb müssen sich Zöliakiepatienten lebenslang glutenfrei ernähren. Schon bei der Zöliakie sind ganz unterschiedliche Krankheitsformen möglich: von der

»klassischen« Zöliakie, die sich bereits in den ersten Lebensmonaten entwickelt und oft mit schweren Verdauungsstörungen (wie Durchfall, Übelkeit und aufgetriebener Bauch), Mangelzuständen und Gedeihstörungen einhergeht, bis hin zum latenten oder »stummen« Verlauf, der kaum oder gar keine Beschwerden hervorruft. Allen Formen gemeinsam ist jedoch der Nachweis von Antikörpern – deshalb wird auch die Zöliakie zu den Autoimmunerkrankungen (mit einer allergischen Komponente) gezählt.

Manchmal reagieren selbst Menschen mit einer ganz anderen Autoimmunerkrankung auf glutenhaltige Lebensmittel überempfindlich, obwohl bei ihnen weder zöliakiespezifische Antikörper noch zöliakietypische Schädigungen der Dünndarmschleimhaut nachgewiesen werden können. Dennoch fühlen sich die Betroffenen deutlich besser, wenn sie sich glutenfrei ernähren.

MACHT EINE LEKTIN-DIÄT SINN?

Im Fokus stehen derzeit auch die Lektine, eine Gruppe von Glykoproteinen, die unter anderem in vielen Gemüsesorten vorkommen. Dass einige Lektine die Darmwand schädigen und generell für uns toxisch sein können, ist schon lange bekannt. Deshalb dürfen zum Beispiel Hülsenfrüchte nur gegart verzehrt werden; durch das Kochen werden die in ihnen enthaltenen Lektine zerstört. Und das (hitzebeständige) Weizenlektin verliert seine schädliche Wirkung durch Fermentation. Gleichwohl steht derzeit eine Lektin-Diät hoch im Kurs, die lektinreiche Gemüse wie Hülsenfrüchte, Sojaprodukte und Nachtschattengewächse, Erd- und Cashewnüsse meidet und Weißbrot gegenüber Vollkornbrot den Vorzug gibt. Ob so auch der Verlauf eines Leaky-Gut-Syndroms oder einer Autoimmunerkrankung positiv beeinflusst werden kann, wird kontrovers diskutiert. Unser Rat: Machen Sie den Selbsttest und ernähren Sie sich einige Wochen lang bewusst lektinarm. Bleiben Sie dabei, wenn sich Ihre Beschwerden bessern. Eine gänzlich lektinfreie Ernährung ist übrigens nicht möglich (und nicht nötig!), denn auch tierische Produkte wie Eier und Milch enthalten etwas Lektin.

SELBSTTEST AUF GLUTEN

Da es für eine Gluten-Unverträglichkeit bislang keinen zuverlässigen Labortest gibt, macht es Sinn, selbst zu überprüfen, ob Sie von einer glutenfreien Kost profitieren. Verzichten Sie hierfür zwölf Wochen lang konsequent auf glutenhaltige Lebensmittel (**siehe Seite 117**). Es gibt zwei Hinweise darauf, dass Sie sich auch künftig glutenfrei ernähren sollten:

- Ihnen geht es im Lauf der glutenfreien Zeit spürbar besser.
- Ihnen geht es schlechter, wenn Sie wieder glutenhaltige Lebensmittel auf Ihren Speiseplan setzen.

WIE GESUND IST IHR DARM?

Um zu klären, ob Sie an einem Leaky-Gut-Syndrom und / oder an einer gestörten Darmflora leiden, setzt die ganzheitliche Medizin verschiedene diagnostische Tests ein.

LAKTULOSE-MANNITOL-TESTS

Der Nachweis mithilfe dieser Tests erfolgt anhand einer Urinprobe (Kosten: 50 bis 60 Euro). Laktulose und Mannitol sind zwei Zuckermoleküle, die unverändert mit dem Urin ausgeschieden werden. Normalerweise wird nur eine geringe Menge des größeren Zuckermoleküls Laktulose vom Darm in den Blutkreislauf überführt (resorbiert), weil es im Dickdarm von den Bakterien der Darmflora abgebaut wird. Dagegen wird die wasserlösliche Zuckerverbindung Mannitol nahezu vollständig resorbiert. Zu viel Laktulose, jedoch nur wenig Mannitol im Urin weisen auf eine gestörte Darmbarriere hin. Als Normbereich gilt ein L / M-Quotient von 0,01 bis 0,03. Bei chronisch-entzündlichen Darmerkrankungen kann der L / M-Quotient bis zum Zehnfachen des Normwerts ansteigen.

BESTIMMUNG VON ZONULIN

Zonulin ist ein Botenstoff, der sich zwischen den Zellen in der Darmschleimhaut befindet. Er beaufsichtigt die Transportvorgänge der Darmschleimhaut und regelt, für welche Nahrungsbestandteile sich die Tight Junctions öffnen (Nährstoffe!) und für welche sie geschlossen bleiben müssen (Schadstoffe!). Wird vermehrt Zonulin freigesetzt, öffnen sich die Tight Junctions zu oft– ein Leaky-Gut-Syndrom entsteht.
Zonulin gilt als zuverlässiger Marker, um die Durchlässigkeit der Darmwand zu messen. Es kann sowohl im Stuhl als auch im Blutserum bestimmt werden (Kosten: jeweils etwa 35 Euro). Als Referenzbereich gelten Zonulinwerte im Stuhl bis 78 Nanogramm pro Milliliter sowie im Blut bis 48 Nanogramm pro Milliliter. Erhöhte Werte lassen sich zum Beispiel bei entzündlichen Darmerkrankungen, bei Zöliakie und anderen Autoimmunerkrankungen feststellen. Auch eine Fettleber oder eine Therapie mit Antibiotika kann den Zonulin-Spiegel in die Höhe treiben.

STUHLUNTERSUCHUNG

Damit lässt sich ermitteln, ob die Zusammensetzung der Darmflora aus dem Gleichgewicht geraten ist (Kosten: 70 bis 180 Euro). Unter anderem werden die verschiedenen Bakterienstämme, Schimmelpilze und Hefen sowie der pH-Wert des Stuhls bestimmt, aber auch spezielle Biomarker wie Calprotectin, Alpha-1-Antitrypsin oder Histamine.

VITAMIN-D-MANGEL – FOLGE ODER URSACHE?

Dass gesunde Knochen Vitamin D brauchen, ist Ihnen bestimmt bekannt. Inzwischen gehen die Experten jedoch davon aus, dass der Vitalstoff im Organismus noch viele weitere existenziell wichtige Funktionen hat. Vor allem ist man sich heute sicher, dass das Vitamin (das eigentlich kein Vitamin ist, da es der Körper selbst herstellen kann) auch ein wichtiger Regulator für das Immunsystem ist. Als sicher gilt, dass Vitamin D die regulatorischen T-Zellen (**siehe Seite 12**) stimuliert und einer Überproduktion von bestimmten entzündungsfördernden Zytokinen entgegenwirkt. Dazu gehört vor allem Interleukin 17 (IL-17), dem eine zentrale Rolle bei Entzündungsprozessen und Autoimmunreaktionen zugeschrieben wird.

Ist eine Substitution sinnvoll oder schädlich?

Menschen mit einer Autoimmunerkrankung haben sehr häufig einen niedrigen, mitunter sogar stark erniedrigten Vitamin-D-Spiegel. Ob der Mangel Ursache oder Folge für die Krankheitsentstehung ist, wird allerdings kontrovers diskutiert. Damit bleibt – zumindest aus Sicht der Schulmedizin – auch die Frage offen, ob mit einer Substitutionstherapie die Krankheit ursächlich bekämpft oder nur eine Begleiterscheinung gelindert wird.
Lange Zeit waren sich die Forscher noch nicht einmal darüber einig, ob es sich günstig oder kontraproduktiv auf den Krankheitsverlauf auswirkt, wenn Vitamin D zum Ausgleich des Haushalts von außen zugeführt wird. Aktuelle Untersuchungen (**siehe Seite 37**) weisen nun darauf hin, dass ein Vitamin-D-Mangel nicht nur eine mögliche Rolle bei der Entstehung von Autoimmunerkrankungen spielt, sondern dass sich mit einer ausreichenden – eventuell hochdosierten – Vitamin-D-Versorgung zumindest bei einigen Autoimmunerkrankungen auch ein (vorläufiges) Ende beziehungsweise eine deutliche Verringerung der Symptome erzielen lässt.

WENIGER MS-SCHÜBE

Vor allem das 2002 gestartete »Coimbra-Protokoll« des brasilianischen Neurologen Prof.

»SONNENVITAMIN« D

Bis zu 90 Prozent des benötigten Vitamin D werden vom Körper selbst gebildet – aber nur unter Einfluss von Sonne. Hierfür genügt es, sich täglich 30 Minuten ohne Sonnenschutz dem UV-Licht der Sonne auszusetzen. Das Robert Koch-Institut geht davon aus, dass der Vitamin-D_3-Spiegel im Blut nicht unter 20 ng / ml (50 nmol / l) liegen sollte. Wir empfehlen Patienten mit einer Autoimmunerkrankung eine Substitutionstherapie, wenn der Vitamin-D-Spiegel unter 40 ng / ml liegt.

Dr. Cicero Coimbra ließ die Fachwelt aufhorchen. Danach konnte bei 95 Prozent der Patienten mit einer Multiplen Sklerose, die eine ultrahochdosierte Vitamin-D_3-Ersatztherapie von bis zu 60 000 Internationalen Einheiten (IE) und mehr pro Tag erhielten, eine dauerhafte Remission erreicht werden (die Patienten müssen gleichzeitig eine kalziumarme Diät einhalten, um Nierenschäden zu vermeiden). Die Idee dahinter: Patienten mit einer Autoimmunerkrankung wie der Multiplen Sklerose sind vermutlich aufgrund einer genetischen Veranlagung resistent gegenüber Vitamin D. Das heißt, ihr Organismus kann nicht genug aktives Vitamin D bilden oder die produzierten Mengen erzielen eine zu geringe Wirkung, deshalb – so Prof. Coimbras Schlussfolgerung – werden hohe Dosen an Vitamin D benötigt.

Bei der 2016 veröffentlichten SOLAR-Studie (unter der Leitung von Dr. Raymond Hupperts von der niederländischen Maastricht-Universität) kam eine deutlich niedrigere (aber immer noch hohe) Vitamin-D-Dosis zum Einsatz: Ein Jahr lang nahmen 229 MS-Patienten täglich zusätzlich zu Interferon beta-1a 14 000 IE Vitamin D_3 ein. Auch hier war das Ergebnis ermutigend: In der Gruppe mit der Kombinationstherapie wurden weniger Schübe beobachtet und es zeigten sich im MRT-Befund zudem weniger Entzündungsherde (Läsionen) im Nervensystem als in der Gruppe, die nur mit Interferon und einem Placebo behandelt worden war.

Für alle Autoimmunerkrankungen gleichermaßen gültig?

Nun stellt sich natürlich die Frage, ob ähnlich positive Ergebnisse auch bei anderen Autoimmunerkrankungen erzielt werden können. Skeptiker verweisen darauf, dass MS-Patienten möglicherweise deshalb in besonderem Maß von Vitamin-D-Gaben profitieren, weil Vitamin D sehr wahrscheinlich auch die Fähigkeit hat, Reparaturvorgänge im geschädigten Nervensystem anzustoßen beziehungsweise zu unterstützen.

Dennoch: Erste Daten deuten darauf hin, dass ein Vitamin-D-Mangel beziehungsweise eine Vitamin-D-Resistenz auch eine Rolle bei rheumatoider Arthritis, systemischem Lupus erythematodes, autoimmuner Polyneuropathie, Psoriasis oder Psoriasis-Arthritis spielen – und demnach eine höher dosierte Therapie mit Vitamin D auch bei diesen Krankheitsbildern therapeutisch sinnvoll sein könnte.

Trotzdem möchten wir an dieser Stelle betonen: Auch wenn die Berichte und Studienergebnisse über die positive Wirkung von hochdosiertem Vitamin D als Ergänzungstherapie sehr vielversprechend sind, sollten Sie Vitamin-D-Präparate in einer hohen Dosierung nur nach Rücksprache und unter therapeutischer Aufsicht einnehmen.

EINNAHMEEMPFEHLUNG VON VITAMIN D_3 …

Liegt Ihr Vitamin-D-Wert unter 40 ng/ml, empfehlen wir eine Substitutionstherapie,

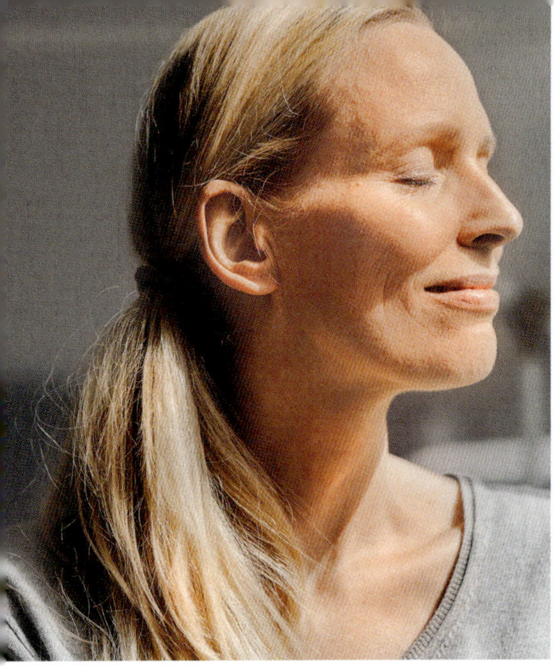

Unter Einfluss von Sonnenlicht kann der Körper selbst Vitamin D herstellen.

das heißt, das Vitamin D wird gezielt von außen zugeführt.

Präparatebeispiel: Vitamin D_3 liquid Tropfen (Pure Encapsulations®)

- **Anwendung:** Nehmen Sie täglich einen Tropfen (= 1 000 IE) nach dem Frühstück für etwa sechs bis acht Wochen ein. Bleibt der Anstieg des Vitamin-D-Spiegels (der mithilfe einer Blutuntersuchung kontrolliert wird) hinter den Erwartungen zurück, sollte die Dosis im Rahmen der Therapie individuell angepasst werden.

… IN KOMBINATION MIT MAGNESIUM

Vitamin D durchläuft im Körper mehrere Umwandlungsschritte, bevor es seine eigentliche aktive Form als Calcitriol erreicht. An diesem Prozess sind zahlreiche Enzyme beteiligt – und sie wiederum benötigen für ihre Arbeit Magnesium. Der Mineralstoff ist zur Aktivierung von Vitamin D demnach unerlässlich: Fehlt Magnesium, ist auch die Wirksamkeit von Vitamin D eingeschränkt.

Deshalb raten wir, zusätzlich zu Vitamin D_3 täglich 300 bis 400 Milligramm Magnesium einzunehmen. Im Übrigen wirkt Magnesium entzündungshemmend und hat damit auch einen positiven Einfluss auf den Krankheitsverlauf einer Autoimmunerkrankung.

Präparatebeispiel: Magnesium 300 mg (Pure Encapsulations®)

- **Anwendung:** Nehmen Sie täglich abends vor oder nach dem Abendessen eine Kapsel (= 300 Milligramm) ein.

WEITERE MÖGLICHE AUSLÖSER

Die »Hygiene-Hypothese«: Blitzblank geputzte Wohnungen, Kinder, die von Dreck möglichst ferngehalten werden: Schon länger steht im Raum, dass unser hohes Maß an Hygiene immunologische Erkrankungen fördern könnte. Was die Entstehung von Allergien betrifft, so sind sich die meisten Wissenschaftler aufgrund der Studienergebnisse einig: Am besten wird das Immunsystem stimuliert, wenn es mit unterschiedlichen Keimen in Kontakt kommt – und das bereits im frühen Kindesalter. So erkranken Kinder, die auf ei-

nem Bauernhof leben, mit Tieren aufwachsen, ältere Geschwister haben und einige Infekte durchgemacht haben, seltener an Asthma, Heuschnupfen oder einer Kontaktallergie. Möglicherweise gilt das auch für die Entwicklung von Autoimmunerkrankungen: Je weniger Feinde aus der Umwelt die Abwehrkräfte bekämpfen müssen, umso eher richtet sich ihre Konzentration auf das Körperinnere – und dann beginnen sie im schlechtesten Fall einen Kampf gegen das, was nicht bekämpft werden sollte.
Anhänger der »Hygiene-Hypothese« vertreten die Ansicht, dass die Weichen dafür bereits mit der Geburt gestellt werden. Dabei berufen sie sich auf Untersuchungen, wonach Kinder, die durch einen Kaiserschnitt zur Welt kommen, häufiger an den Folgen eines überschießenden Immunsystems – Allergien, Autoimmunerkrankungen – leiden, als Kinder, die durch eine natürliche Geburt Kontakt mit den Darm- und Vaginalkeimen der Mutter hatten. Generell dauert es bei Kaiserschnittkindern deutlich länger, bis sie eine gesunde Darmflora entwickelt haben; Gleiches gilt für Kinder, die nicht gestillt werden konnten. Zur Beruhigung der Eltern sei jedoch gesagt: Mit einer kindgerechten, gesunden Ernährung, viel Zeit für Spiel, Sport und Spaß, dem Verzicht auf unnötige Antibiotika und einer ausgewogenen Mischung aus Sauberkeit und Schmutz lässt sich die eingeschränkte Starthilfe für das Immunsystem Ihres Kindes mit der Zeit wieder ausgleichen.

Schwermetallbelastung: Es wird diskutiert, ob eine chronische Belastung durch Blei, Arsen, Quecksilber (Amalgam!) und andere Schwermetalle an der Entstehung beziehungsweise am Fortschreiten einer Autoimmunerkrankung beteiligt sein könnte. Über die Mechanismen, die dahinterstecken könnten, tappen die Forscher allerdings noch im Dunkeln.
Wenn Sie den Verdacht haben, dass Sie betroffen sind, raten wir zu einer umfassenden Diagnostik bei einem versierten Therapeuten – auch wenn es spezielle Schwermetall-Belastungstests gibt, die Sie zu Hause selbst durchführen können.
Ebenso stehen **Körperpflegeprodukte, Putzmittel,** die Verwendung von Plastik und Alufolie im Haushalt, Chemikalien in Wandfarben, Teppichen, Polstermöbeln, Bettwäsche, Vorhängen und viele andere nicht-natürliche Stoffe in Verdacht, die Entstehung einer Autoimmunerkrankung zu begünstigen.

BASISTHERAPIE DER SCHULMEDIZIN

Bis heute kennt die Schulmedizin keine wirksame Behandlung, die an der Ursache einer Autoimmunerkrankung ansetzt. Und so beschränkt sich das Therapieziel im Wesentlichen darauf, die Erkrankung so unter Kontrolle zu bringen, dass akute Phasen möglichst selten auftreten und die durch die Entzündungsprozesse hervorgerufenen Schädigungen auf ein Minimum begrenzt werden.

Einige Autoimmunerkrankungen werden mit speziellen Medikamenten behandelt, etwa eine Hashimoto-Thyreoiditis mit Schilddrüsenhormonen zum Ausgleich des Schilddrüsenhormonmangels.

Keine Immunsuppression ohne Infektionsrisiko!

Immunsuppressive Medikamente bilden die Basistherapie der Schulmedizin. Ihre wichtigste Eigenschaft ist es, die Aktivität des Immunsystems zu unterdrücken. Auf diese Weise werden zwar die überschießenden Immunreaktionen gedämpft, aber sie verringern leider auch die für den Körper so wichtige Abwehrfunktion. Damit wird die Schlagkraft des Immunsystems so stark herabgesetzt, dass bereits ein banaler Infekt zur Gefahr werden kann. Hinzu kommen zahlreiche Nebenwirkungen, die bis zur Schädigung von Organen reichen können.

Zu den Immunsuppressiva der ersten Stunde gehören Methotrexat und Azathioprin; sie haben bis heute ihren festen Platz in der Basistherapie von Autoimmunerkrankungen wie entzündlich-rheumatischen Erkrankungen (Methotrexat), Multipler Sklerose oder systemischem Lupus erythematodes (Azathioprin). Allerdings wirken sie relativ unspezifisch, indem sie zwar Entzündungen hemmen (und so zu einem Abklingen der Symptome beitragen), jedoch nicht direkt in das Immungeschehen eingreifen. Immunmodulatorische (modulieren = abwandeln, beeinflussen) Wirkstoffe, wie die Beta-Interferone zur Behandlung einer Multiplen Sklerose, sollen einzelne Immunreaktionen gezielt verändern. Aber auch sie können unerwünschte Wirkungen wie schwere Infektionskrankheiten nach sich ziehen. Das zeigt, dass letztlich jeder medikamentöse Eingriff ins Immunsystem mit relativ hohen Risiken verbunden ist.

Biologika für die Basistherapie

Eine neue Medikamentenklasse nimmt noch gezielter auf den Entzündungsprozess und damit direkt auf den Krankheitsverlauf Einfluss: die Biologika (Biologics, Biologicals), die körpereigenen Substanzen sehr ähnlich sind. Biologika sind keine chemisch produzierten, sondern gentechnisch hergestellte Eiweißstoffe, die aus lebenden Zellkulturen gewonnen werden. Ihre Wirkung setzt meist bereits wenige Tage nach der Gabe ein und dies oft auch bei Patienten, denen mit den herkömmlichen Medikamenten nicht geholfen werden kann. Häufig handelt es sich um monoklonale Antikörper (**siehe Info Seite 41**), die sich passgenau an ihr Gegenstück (Antigen) anheften und es bekämpfen. Durch diese zielgerichtete Therapie sollen andere gesunde Zellen im Körper geschont werden. Da man allerdings noch wenig über mögliche gefährliche Langzeitwirkungen weiß, werden mit den neuen Medikamenten bislang vor allem solche Patienten behandelt, bei denen die Standardtherapien nicht ausreichend gewirkt haben.

Seit dem ersten Biologikum, einem TNF-alpha-Hemmer (Etanercept), der im Jahr 2000 die Zulassung zur Therapie der rheumatoiden Arthritis erhielt, wurden viele weitere Biologika ins medikamentöse Behandlungsprogramm aufgenommen. Etliche stehen kurz vor der Zulassung. Dabei hat sich auch das Spektrum der Wirkprinzipien erweitert, sodass die verschiedenen Biologika inzwischen an teilweise ganz unterschiedlichen Stellen der Entzündung ansetzen. Dazu gehören Biologika, die wie die TNF-alpha-Hemmer weitere entzündungsfördernde Botenstoffe oder ihre Bindungsstellen blockieren, etwa Interleukin-1 (IL-1) und Interleukin-6 (IL-6). Der monoklonale Antikörper Rituximab richtet sich gezielt gegen die B-Zellen und schaltet diese aus, sodass unter anderem auch die Bildung von Antikörpern unterbunden wird. Demgegenüber behindert etwa das Biologikum Abatacept einen Signalweg, der die T-Zellen aktiviert. Da T-Zellen in der Entzündungskaskade sehr weit oben stehen, werden so nachfolgende Entzündungsreaktionen wie die Ausschüttung von TNF-alpha gebremst.

MONOKLONALE ANTIKÖRPER

Monoklonale Antikörper greifen an bestimmten Schlüsselstellen in den Krankheitsverlauf ein, indem sie zum Beispiel bestimmte Rezeptoren und andere Moleküle binden und auf diese Weise sehr effektiv blockieren können. So kann etwa die Freisetzung entzündungsfördernder Botenstoffe wie TNF-alpha gehemmt und der Entzündungsprozess verlangsamt oder sogar gestoppt werden. Die Antikörper werden »monoklonal« genannt, weil sie mithilfe einer bestimmten Technik (Hybridomtechnik) aus einer einzigen Antikörper-produzierenden B-Zelle stammen, die in Kultur kloniert wurde. Das Ergebnis sind viele einheitliche (monoklonale) Antikörper, die nun alle an die gleiche Zielstruktur des Antigens binden.

SIEGESZUG IN DER RHEUMATHERAPIE

Biologika sind (noch) keine Therapieoption für alle Autoimmunerkrankungen. Ihre wichtigsten Einsatzgebiete sind derzeit vor allem entzündlich-rheumatische Erkrankungen wie die rheumatoide Arthritis, die juvenile Arthritis (ab zwei Jahren) und die Psoriasis-Arthritis. Der Paradigmenwechsel in der Behandlung dieser Autoimmunerkrankungen spiegelt sich jedoch bereits im Wandel der Therapieziele wider. So gilt eine Remission heute als durchaus realistisch: keine oder allenfalls eine minimale Entzündungsaktivität, keine Hinweise auf eine Gelenkzerstörung im Röntgenbild und kein Verlust der Gelenkfunktion.

Weitere häufige Einsatzgebiete sind entzündliche Wirbelsäulenerkrankungen (wie Morbus

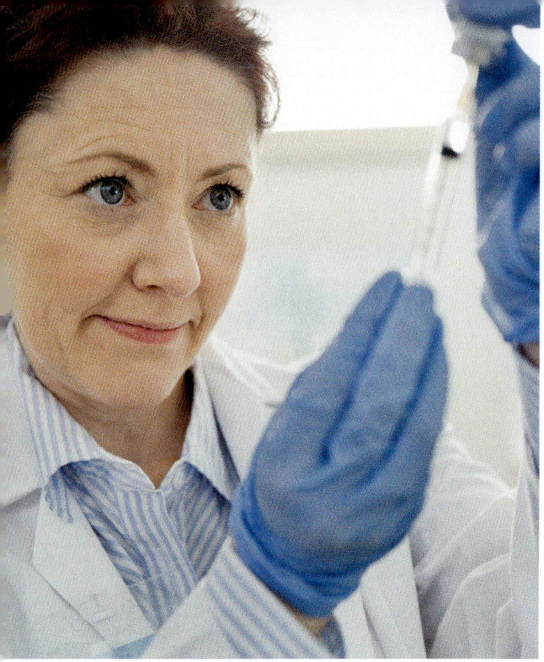

Biologika, eine neue Medikamentenklasse für den Einsatz gegen Antigene, müssen gespritzt werden.

Bechterew), die chronisch-entzündlichen Darmerkrankungen Morbus Crohn und Colitis ulcerosa, (mittel-)schwere Verlaufsformen der Psoriasis ohne Gelenkbeteiligung, Uveitis (Entzündung der Augen) und seit Kurzem auch die Riesenzellarteriitis, die häufigste Form der autoimmunen Gefäßentzündung (Vaskulitis), die sich bislang nur mit (hochdosiertem) Kortison behandeln ließ.

Beta-Interferone werden zur Behandlung der schubförmigen Multiplen Sklerose eingesetzt. Der monoklonale Antikörper Natalizumab ist eine Therapieoption, wenn die Beta-Interferone nicht ausreichend wirken oder wenn die Erkrankung rasch fortschreitet (»Eskalationstherapie«).

EXTREM TEUER

Biologika kommen zum Einsatz, wenn mit der klassischen Basistherapie kein ausreichender Behandlungserfolg erzielt werden kann. Ein Grund ist die fehlende Langzeiterfahrung. Mindestens ebenso bedeutsam ist jedoch auch der hohe Preis: Die Behandlung mit Biologika kostet 50 000 bis 100 000 Euro pro Patient pro Jahr! Die Kosten werden erst dann von den Krankenkassen übernommen, wenn mit den herkömmlichen Basismedikamenten keine Besserung erzielt werden kann oder wenn die Behandlung nicht vertragen wird. Eine kostengünstigere Alternative sind Biosimilars. Das sind die Nachahmerprodukte der Biologika, die – ähnlich den Generika – nach Ablauf der Patentzeit des Originalwirkstoffs zugelassen wurden. Ist ihre Äquivalenz erwiesen, dürfen sie hierzulande wie die Referenzarzneimittel eingesetzt werden.

NICHT IN TABLETTENFORM

Biologika werden in der Regel zusammen mit den klassischen Basismedikamenten gegeben. Es hat sich gezeigt, dass die Kombinationstherapie – insbesondere mit Methotrexat – eine größere Wirksamkeit verspricht als eine alleinige Therapie. Hinzu kommt, dass so auch einer möglichen Antikörperbildung des Körpers gegen das eiweißhaltige Biologikum entgegengewirkt wird.

Biologika können nicht als Tabletten eingenommen werden, da die Magensäure die Eiweißstruktur der Medikamente zerstören würde. Sie werden daher gespritzt: entweder als Infusion durch den Therapeuten oder als subkutane Injektion. Mit der letzteren Methode, der »Spritze unter die Haut«, können sich die Patienten selbst behandeln.

LEIDER EBENFALLS NEBENWIRKUNGEN

Wie alle Medikamente, die einen direkten Einfluss auf das Immunsystem nehmen, haben auch Biologika Nebenwirkungen. Vor allem steigt die Anfälligkeit für Infektionen. Außerdem sind allergische Reaktionen oder Unverträglichkeiten möglich; ebenso kann derzeit ein erhöhtes Krebsrisiko nicht ausgeschlossen werden. Hinzu kommen spezifische Nebenwirkungen, die bei einem bestimmten Biologikum gehäuft auftreten können.
Deshalb sollten Blutbild und Leberwerte auf jeden Fall regelmäßig kontrolliert werden – dies gilt letztlich generell für eine immunsuppressive Therapie. Insgesamt gesehen legen aktuelle Studien jedoch nahe, dass Biologika verträglicher sind als die klassischen Immunsuppressiva.

VORAB BEI DER KRANKENKASSE NACHFRAGEN

Auch wenn Ihr Arzt Ihnen zu einer Behandlung mit einem Biologikum rät: Fragen Sie vor Therapiebeginn auf jeden Fall bei Ihrer Krankenkasse nach, ob die exorbitant hohen Kosten übernommen werden.

Akutmittel Kortison

Im akuten Schub einer Autoimmunerkrankung kommen Medikamente zum Einsatz, die einen direkten Einfluss auf die Entzündung nehmen. Mittel der Wahl sind seit vielen Jahren Kortison und seine Abkömmlinge, die von den Medizinern als Glukokortikoide bezeichnet werden. Als Immunsuppressivum hemmt Kortison die immunologischen Vorgänge und bremst so überschießende Entzündungs- und Abwehrreaktionen. Dadurch lassen die entzündungsbedingten Schmerzen relativ rasch nach, und auch die Allgemeinsymptome bessern sich. Da der Effekt jedoch nur kurz anhält und bei zu hohen Konzentrationen und zu langer Anwendung außerdem schwerwiegende Nebenwirkungen (Herabsetzung der Abwehrkraft!) drohen, wird Kortison inzwischen gemäß der Regel »so viel wie nötig und so wenig wie möglich« angewendet. Häufige Folgen einer Therapie mit Kortison in Tablettenform sind etwa eine Gewichtszunahme, Wassereinlagerungen, Magen-Darm-Beschwerden und Bluthochdruck. Je länger die Therapie andauert, desto schwerwiegender sind die Folgen: Möglich sind Osteoporose, Cushing-Syndrom (körperliche Veränderungen wie Stammfettsucht, dickes Gesicht, Bluthochdruck durch zu viel Kortison), erhöhter Augeninnendruck (Glaukom) und sogar Kortison-induzierter Diabetes. Die gute Nachricht: Sie selbst können einiges dafür tun, um die negativen Begleiterscheinungen einer Kortisontherapie abzumildern beziehungsweise zu vermeiden. Wie Sie am besten vorgehen, erklären wir Ihnen ab **Seite 108**.

DIE ZIELE DER REGULATIONSTHERAPIE

Es liegt nahe, den therapeutischen Fokus auf den Ausgangspunkt einer Autoimmunerkrankung zu legen und zu versuchen, die fehlgeleiteten Abwehrkräfte daran zu hindern, dass sie immer und immer wieder den eigenen Körper attackieren. Allerdings hat die schulmedizinische Strategie gezeigt, dass es nicht damit getan ist, das überaktive Immunsystem mit Medikamenten zu unterdrücken und die Entzündungen symptomatisch zu bekämpfen. Es wird nämlich nicht genau analysiert, was zur Entgleisung des Immunsystems beigetragen hat, welche – individuellen – Begleitumstände für die jeweilige Autoimmunerkrankung charakteristisch sind und wie das Immunsystem dazu veranlasst werden kann, wieder weitgehend ungestört und friedlich mit »seinem« Körper zu interagieren. Anders gesagt: Es ist ein ganzheitliches Behandlungskonzept nötig, das auf den einzelnen Patienten und das ihm eigene biologische Muster beziehungsweise seine ganz persönliche Krankheitsgeschichte abgestimmt ist. Eine gestörte Darmbarrierefunktion, die fatale Wirkung einer anhaltenden Stressbelastung auf unseren Cortisolhaushalt, aber auch, wie wir später noch genauer zeigen werden, ein Mangel an wichtigen Nährstoffen, eine ungünstige Ernährungsweise und Bewegungsmangel – all diese Faktoren können dazu beitragen, dass Entzündungsprozesse initiiert beziehungsweise weiter angeheizt werden. Folgerichtig geht der ganzheitliche Behandlungsansatz davon aus, dass bei einer Autoimmunerkrankung das ganze »System« Körper fundamental aus dem Gleichgewicht geraten ist – selbst wenn sich das autoimmune Geschehen wie bei den autoimmunbedingten Schilddrüsenerkrankungen oder bei Vitiligo auf den ersten Blick »nur« an einem einzelnen Organ abzuspielen scheint. Und nur ein Therapiekonzept, das dieser Komplexität Rechnung trägt und regulierend auch auf die Faktoren einwirkt, die direkt oder indirekt am Krankheitsgeschehen beteiligt sind,

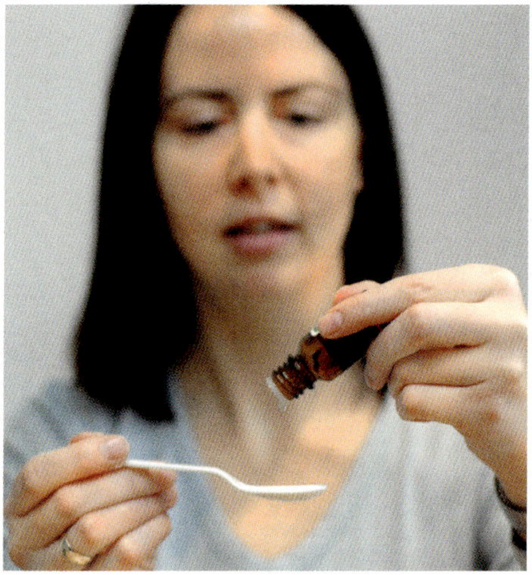

Die Regulationstherapie setzt Homöopathika ein, die die Selbstheilungskräfte des Körpers aktivieren.

kann zu einer Verbesserung und Stabilisierung des Gesundheitszustands beitragen.

Wichtig: gutes Selbstmanagement

Zugleich liegt dem ganzheitlichen Behandlungsansatz die feste Überzeugung zugrunde, dass die Diagnose »Autoimmunerkrankung« für den Betroffenen nicht zwangsläufig bedeutet, für den Rest des Lebens hilflos einer Erkrankung ausgeliefert zu sein, die nur noch Schmerzen und Einschränkungen für ihn bereithält. Und so ist ein weiteres wichtiges Anliegen der Ganzheitsmedizin, Sie darin zu unterstützen, ein gutes Selbstmanagement zu entwickeln. Dazu gehört nicht nur eine antientzündliche Lebensweise, deren Eckpfeiler wir Ihnen ab **Seite 70** näherbringen möchten, sondern auch der achtsame Umgang mit den Bedürfnissen Ihres Körpers und Ihrer Seele. Dies ist zugleich die beste Strategie, sich vom quälenden Gefühl der Ohnmacht zu befreien, keine Kontrolle mehr über die eigene Gesundheit zu haben.
In diesem Sinn zielen unsere Anregungen und Tipps auch darauf ab, Sie darin zu bestärken, die Perspektive zu wechseln: »Nicht die Krankheit hat mich im Griff, sondern ich habe die Krankheit im Griff.«

Nicht die Krankheit, sondern der kranke Mensch wird behandelt!

Oberstes Ziel der ganzheitlich ausgerichteten Regulationstherapie ist es, Ihre Beschwerden wie auch Ihre Lebensqualität deutlich zu bessern – im Idealfall wird Ihre Erkrankung gestoppt. Dazu kennt die Regulationsmedizin eine Reihe von bewährten ganzheitlich wirkenden Verfahren – von der Phytotherapie und Homöopathie bis hin zu einem gezielten Ausgleich von Nährstoffdefiziten, einer antientzündlichen Ernährungstherapie oder effektiven Maßnahmen zur Stressbewältigung, um die Selbstheilungskräfte zu aktivieren.
Es kann sein, dass Sie auch künftig nicht vollständig auf die Einnahme Ihrer schulmedizinischen Medikamente verzichten können. Es geht aber nicht um ein »Entweder – oder«, denn die Regulationstherapie ist keine Alternativbehandlung zur schulmedizinischen Therapie, sondern sie möchte diese mit ihrer am Menschen orientierten, ganzheitlichen Behandlungsstrategie begleiten, ergänzen, unterstützen und so sinnvoll die therapeutische Lücke füllen, wenn der symptomorientierte Ansatz der Schulmedizin zu kurz greift. Und genau dies ist bei Erkrankungen mit einem chronischen Verlauf und insbesondere bei Autoimmunerkrankungen fast immer der Fall. Gleichwohl soll mithilfe der Regulationstherapie eine so nachhaltige Besserung erzielt werden, dass die Medikamentendosis im Lauf der Therapie reduziert werden kann. Es ist gar nicht so selten, dass das entzündliche Geschehen nachlässt oder sogar ganz zum Erliegen kommt. In diesem Fall kann es dann tatsächlich sein, dass Sie Ihre Medikamente nur noch phasenweise oder – im Idealfall – gar nicht mehr benötigen.

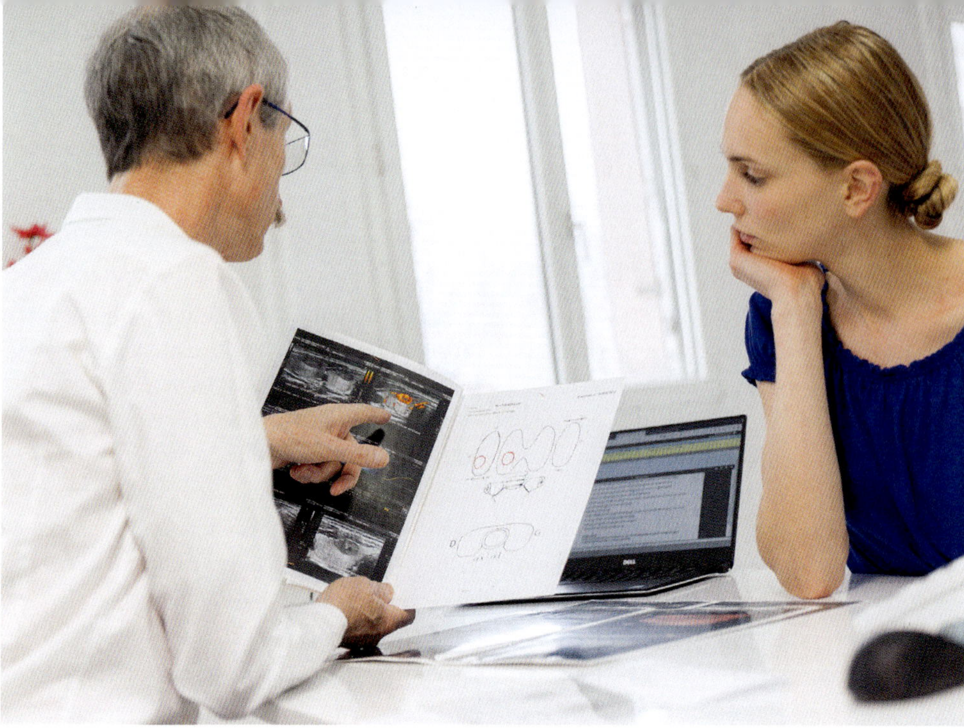

DIE ZEHN HÄUFIGSTEN AUTOIMMUNERKRANKUNGEN

Weltweit sind etwa acht Prozent aller Menschen von rund 80 Autoimmunerkrankungen betroffen – manch ein medizinisches Lehrbuch spricht sogar von mehr als 100 identifizierten Autoimmunerkrankungen. Einige besonders häufige Erkrankungen wie die Zöliakie oder die chronisch-entzündlichen Darmerkrankungen haben wir bereits kurz angesprochen. Hinzu kommen weitere autoimmun bedingte Krankheitsbilder, die hierzulande in den letzten Jahren deutlich zugenommen haben. Zehn davon stellen wir im Folgenden in alphabetischer Reihenfolge in »Steckbriefform« vor. Für sieben der Erkrankungen, mit denen wir in der Praxis am häufigsten zu tun haben, nennen wir Ihnen ab **Seite 74** bewährte Therapieempfehlungen der Ganzheitsmedizin.

BASEDOW-KRANKHEIT (MORBUS BASEDOW)

Angriffsort: die auf der Oberfläche der Schilddrüsenzellen gelegenen Rezeptoren für das Hormon TSH (Thyreotropin), das die Schilddrüse dazu anregt, die Schilddrüsenhormone T3 und T4 zu bilden

Autoimmungeschehen: Auf bestimmte Antigene spezialisierte T-Zellen wandern in die Schilddrüse ein und setzen dort einen Entzündungsprozess in Gang. Dabei werden auch Autoantikörper gebildet, die an die TSH-Rezeptoren (TRAK) andocken. TRAK simulieren TSH und sorgen so dafür, dass die Schilddrüse übermäßig viele Schilddrüsenhormone freisetzt. Die Folge ist eine Schilddrüsenüberfunktion. Mitunter richten sich die Autoantikörper auch gegen das Fett-, Muskel- und Bindegewebe in den Augenhöhlen (**endokrine Orbitopathie, siehe Seite 48**).

Symptome / Verlauf: Die Überflutung des Körpers mit Schilddrüsenhormonen ruft die typischen Symptome einer Schilddrüsenüberfunktion (Hyperthyreose) hervor: Gewichtsverlust bei gleichbleibendem oder gesteigertem Appetit, Unruhe, Zittern, Schwitzen, Schlaflosigkeit, häufige Durchfälle, beschleunigter Herzschlag, Herzrhythmusstörungen und erhöhter Blutdruck infolge der gesteigerten Stoffwechsellage, mitunter auch eine Muskelschwäche. Auf Dauer ist eine Vergrößerung der Schilddrüse möglich. Sind auch die Augen beteiligt, reichen die Symptome von etwas leichteren Beschwerden wie Augentränen, -trockenheit, -brennen und Lichtempfindlichkeit bis hin zu seltenen schweren Verlaufsformen mit Doppeltsehen und massiver Beeinträchtigung des Sehvermögens. Typisch ist zudem ein Hervortreten der Augen aus den Augenhöhlen (Exophthalmus), das zu einem ungenügenden Lidschluss führt, wodurch die Hornhaut Schaden nehmen kann.

SPEZIELLE SCHULMEDIZINISCHE THERAPIE

Die schulmedizinischen Medikamente drosseln die Produktion von Schilddrüsenhormonen (Thyreostatika), um so die Symptome der Schilddrüsenüberfunktion zu bekämpfen. Meist dauert die Therapie ein Jahr. Nach dieser Zeit ist die Hälfte der Betroffenen beschwerdefrei und die Medikamente können abgesetzt werden. Bleibt eine Besserung aus, ist oft eine (ausgeprägte) Vergrößerung der Schilddrüse die Folge. Dann sind eine Schilddrüsenoperation oder eine Radiojod-Therapie mögliche Alternativen. Eine Kortisonbehandlung ist notwendig, wenn zusätzlich eine endokrine Orbitopathie und / oder starke Schwellungen bestehen. Oft bessern sich jedoch auch diese Symptome, wenn der Schilddrüsenstoffwechsel medikamentös gut eingestellt ist.

Bei einer endokrinen Orbitopathie (immunologisch bedingte Entzündung des Augenhöhlengewebes) wechseln sich oft entzündliche (aktive) Phasen mit nicht entzündlichen (inaktiven) Phasen ab. Eine weitere häufige Begleiterscheinung sind starke Schwellungen an Händen und Fingern (Akropachie). Schweregrad und Verlauf der Basedow-Krankheit können sehr unterschiedlich sein, doch anders als viele andere Autoimmunerkrankungen kann sie sich nach einiger Zeit auch von selbst wieder bessern beziehungsweise sogar nach einigen Monaten spontan ausheilen.

Diagnostik: Zur Basisdiagnostik gehören eine Ultraschalluntersuchung der Schilddrüse sowie eine Laboruntersuchung zur Bestimmung der Antikörper- und Schilddrüsenwerte. Ein sicheres Indiz ist der Nachweis von TRAK im Blut. Zudem sind das freie T4 und oft auch das freie T3 erhöht, wohingegen der TSH-Wert meist erniedrigt ist.

COLITIS ULCEROSA

Angriffsort: die oberflächlichen Schichten der Schleimhaut von Dickdarmwand und Enddarmwand

Autoimmungeschehen: Spezifische Autoantikörper sind bei der Colitis ulcerosa nicht nachweisbar. Der lange üblichen Klassifizierung der Colitis ulcerosa als typische Autoimmunerkrankung steht heute ein Erklärungsmodell gegenüber, wonach die Ursache für die Entzündung nicht in einer fehlgeleiteten Immunreaktion, sondern in einem Barrieredefekt der Darmschleimhaut zu suchen ist **(siehe Seite 31)**.

Symptome / Verlauf: Colitis ulcerosa gehört wie Morbus Crohn **(siehe Seite 54)** zu den chronisch-entzündlichen Darmerkrankungen. Typisch ist die Bildung zahlreicher Entzündungsherde und kleinerer, leicht blutender Geschwüre auf den oberflächlichen Schleimhautschichten der Dickdarmwand; meist beginnt die Erkrankung im Enddarm. Bei einem Viertel der Betroffenen breitet sie sich von dort über den gesamten Dickdarm aus. Der akute Schub ist von heftigen Schmerzen im Unter- oder ganzen Bauch sowie von blutig-schleimigen Durchfällen bis zu 30-mal am Tag gekennzeichnet; oft begleiten starke Krämpfe die Darmentleerung. Weitere häufige Begleiterscheinungen sind Gewichtsverlust, Fieber und Müdigkeit. Ein akuter Schub kann bis zu zwei Monate anhalten und mehrmals im Jahr auftreten. Dazwischen gibt es Phasen, in denen der Betroffene weitgehend beschwerdefrei ist. Eine gefürchtete Komplikation ist eine Überdehnung des Dickdarms (toxisches Megakolon), bei der die Entzündung die gesamte Darmwand einschließlich des Nervensystems des Darms erfasst hat, wodurch es zu einem lebensgefährlichen Darmdurchbruch kommen kann. Im weiteren Verlauf können sich auch Entzündungen der Augen (Uveitis), der Haut und / oder der Gelenke entwickeln. Zudem ist das Risiko für Darmkrebs erhöht.

Diagnostik: Wichtigste Maßnahme ist eine endoskopische Untersuchung des Dickdarms (Koloskopie), bei der auch Gewebeproben entnommen werden. Eventuell ist auch eine kernspintomografische Untersuchung des Dünndarms notwendig: Bei Colitis ulcerosa ist der Dünndarm im Gegensatz zu Morbus Crohn nicht betroffen. Mithilfe einer Laboruntersuchung können erhöhte Entzündungswerte (**Blutkörperchen-Senkungsgeschwindigkeit, CRP-Wert, siehe Seite 52**) ermittelt werden, eine Stuhlprobe wird durchgeführt, um andere Ursachen, zum Beispiel eine infektiöse Darmentzündung, auszuschließen.

DIABETES TYP 1

Angriffsort: Die Langerhans-Inseln der Bauchspeicheldrüse; sie bestehen aus zahlreichen Inselzellen, die verschiedene Hormone produzieren. Dazu gehören auch die Betazellen, die Insulin bilden.
Autoimmungeschehen: Beteiligt sind bestimmte T-Zellen, Makrophagen, B-Zellen und andere Immunzellen sowie entzündungsfördernde Botenstoffe wie TNF-alpha, Interleukin-1beta (IL-1b) und Interferon-gamma (IFN-gamma). Autoantikörper richten sich sowohl gegen Bestandteile der Inselzellen (ICA-AK) als auch gegen Insulin (Insulin-Autoantikörper, Insulin-AK). Ein weiteres Angriffsziel von Autoantikörpern ist ein Enzym der Betazellen (Glutamat-Decarboxylase), diese Autoantikörper werden GAD-AK genannt.

Symptome/Verlauf: Die durch das Autoimmungeschehen hervorgerufene Entzündung hat eine vollständige Zerstörung der insulinproduzierenden Zellen in der Bauchspeicheldrüse und damit einen absoluten Insulinmangel zur Folge. Fehlt Insulin, kann Glukose nicht mehr aus dem Blut durch die Zellwand ins Innere der Zellen geschleust werden. Als Folge kommt es zu stark erhöhten Blutzuckerwerten. Erste Symptome zeigen sich, wenn etwa 80 Prozent der insulinproduzierenden Zellen zerstört sind. Dazu gehören vor allem häufiger Harndrang, starker Durst, Gewichtsverlust, eine trockene, juckende Haut, Müdigkeit und Abgeschlagenheit. Riecht die Atemluft des Betroffenen nach Azeton, liegt eine

DIABETES TYP 1

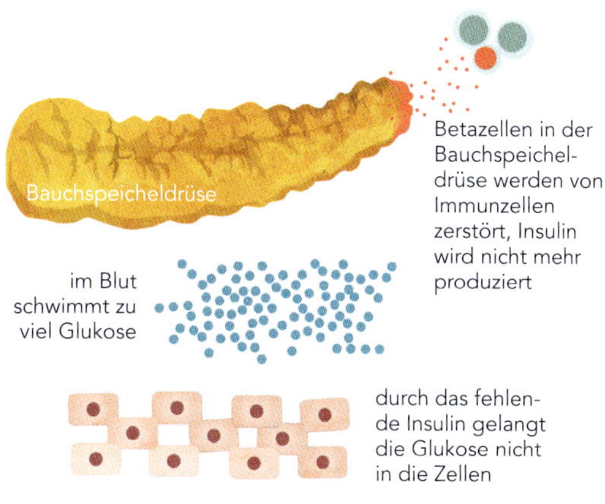

Bei Diabetes Typ 1 produziert die Bauchspeicheldrüse kein Insulin mehr, der Zucker bleibt im Blut.

schwere Stoffwechselentgleisung (Ketoazidose) infolge des stark erhöhten Blutzuckerspiegels vor. Um das fehlende körpereigene Insulin zu ersetzen und so den Blutzuckerspiegel im Normbereich zu halten, müssen Typ-1-Diabetiker lebenslang Insulin spritzen.

Diagnostik: Entscheidend für die Diagnose ist die Zuckerkonzentration im Blut. Sie wird ermittelt durch Bestimmung des (morgendlichen) Nüchternblutzuckers aus dem Blut der Fingerkuppe sowie durch die Überprüfung des Zuckerwerts und des HbA1c-Werts (Blutzucker-Langzeitwert) im Blut. Bei einem unklaren Befund wird die Diagnose durch den Nachweis der genannten Autoantikörper im Blut gesichert.

HASHIMOTO-THYREOIDITIS

Angriffsort: das Gewebe der Schilddrüse

Autoimmungeschehen: T-Helferzellen, zytotoxische T-Zellen und ausdifferenzierte B-Zellen (Plasmazellen) wandern in das Gewebe der Schilddrüse ein und setzen dort entzündungsfördernde Botenstoffe wie die Interleukine IL-2, IL-4, IL-12 und Interferon-gamma (IFN-gamma) frei. Außerdem wird die Antikörperbildung der B-Zellen aktiviert. Die Autoantikörper richten sich vor allem gegen das Enzym Thyreoperoxidase (TPO), das eine wichtige Rolle bei der Herstellung der Schilddrüsenhormone spielt, gelegentlich ist auch das Speicherprotein Thyreoglobulin (TG) Zielscheibe von Autoantikörpern.

Symptome / Verlauf: Im Frühstadium können sich erst einmal Symptome einer Überfunktion **(Basedow-Krankheit, siehe Seite 47)** zeigen, ausgelöst durch die massive Zerstörung der Schilddrüsenzellen, die nun vermehrt gespeicherte Schilddrüsenhormone freisetzen (»Leck-Überfunktion«). Möglicherweise wechseln aber auch Hormonüberschuss-Phasen mit Hormonmangel-Phasen ab.

Mit der Entzündung des Schilddrüsengewebes geht ein fortschreitender Verlust der Schilddrüsenfunktion einher, wodurch immer weniger Schilddrüsenhormone produziert werden. Die Folge ist eine Unterfunktion (Hypothyreose), durch die im Körper alles langsamer abläuft. Das Gewicht nimmt trotz gleichbleibender Essgewohnheiten zu, die Betroffenen sind ständig müde, antriebsarm, niedergeschlagen, haben Konzentrationsprobleme und Entscheidungsschwierigkeiten; außerdem leiden sie unter Verstopfung, trockener Haut, Schwellungen im Gesicht, strohigen Haaren, sie frieren schnell und haben einen verlangsamten Puls. Die Schilddrüse selbst verändert sich ebenfalls: Bei der häufigen atrophen Form kann die Schilddrüse so stark schrumpfen, dass sie kaum mehr vorhanden ist, bei der hierzulande sehr seltenen hypertrophen Form vergrößert sie sich allmählich zu einem Kropf (Struma).

Diagnostik: Sie stützt sich im Wesentlichen auf zwei Untersuchungsverfahren: auf die bildliche Darstellung der Schilddrüse mittels Ultraschall und auf die Bestimmung der Antikörper- und Schilddrüsenwerte im Blutserum. Ein sicheres Indiz ist der Nachweis von TPO-Antikörpern und in etwas eingeschränkterem Maß auch von TG-Antikörpern. Bei sechs bis zehn Prozent der Betroffenen lassen sich auch TRAK (**siehe Seite 47**) finden. Allerdings: Werden keine Antikörper nachgewiesen, kann trotzdem eine Hashimoto-Thyreoiditis bestehen, wenn dies durch eine Ultraschalluntersuchung und die Symptome bestätigt wird. Zudem sind das freie T4, mitunter auch das freie T3 erniedrigt, wohingegen der TSH-Wert erhöht ist.

SCHULMEDIZINISCHE THERAPIE

In den Phasen mit schwankender Hormonlage (**siehe Seite 21**) ist es besonders schwierig, die Schilddrüsenhormone gut einzustellen. Ansonsten zielt die schulmedizinische Therapie auf einen Ausgleich des Schilddrüsenhormondefizits etwa mit L-Thyroxin ab, das in der Regel lebenslang eingenommen wird und in seiner Dosierung gegebenenfalls immer wieder neu an den Krankheitsverlauf angepasst werden muss. **Eine natürliche Alternative** zu den synthetischen Hormontabletten sind Kapseln, die auf tierischem Schilddrüsenextrakt basieren (zum Beispiel Thyreogland® T4/T3 4:1) – in den USA werden mehr als 20 Prozent der Hashimoto-Patienten auf diese Weise erfolgreich behandelt. Die Kapseln sollten eine Überlegung wert sein, wenn das synthetische Thyroxin nicht (ausreichend) wirkt.

LUPUS ERYTHEMATODES

Angriffsort: entweder die Haut und das Unterhautfettgewebe allein (kutane Form und ihre Subtypen) oder zusätzlich Gelenke und innere Organe wie Nieren, Herz, Lunge, Bauchspeicheldrüse und/oder das zentrale Nervensystem (systemische Form, SLE)
Autoimmungeschehen: Die Autoimmunreaktionen gehen von aktivierten T- und B-Zellen sowie von entzündungsfördernden Botenstoffen aus, allen voran von Interferon-alpha (IFN-alpha). Zudem produzieren zu Plasmazellen gereifte B-Zellen unter dem Einfluss des B-Lymphozyten-Stimulator-Proteins (BLyS) Autoantikörper. Die antinukleären Antikörper (ANA) richten sich vor allem gegen Bestandteile des Zellkerns (= Nukleus), in dem sich die Erbsubstanz befindet.
Symptome/Verlauf: Der systemische Lupus erythematodes (SLE) gehört zu den Kollagenosen, also zu den chronisch-rheumatischen Erkrankungen, bei denen es zu einer Schädigung des Gefäß- und Bindegewebes im ganzen Körper (System) kommt. Da die Entzündungsreaktionen der systemischen Form die unterschiedlichsten Organe betreffen kön-

nen, sind teilweise auch sehr verschiedene Beschwerdebilder möglich. Fast alle Betroffenen haben jedoch mit allgemeinen Beschwerden wie Müdigkeit und Abgeschlagenheit, aber auch mit Fieberschüben, Gelenkbeschwerden, Muskelschmerzen und Hautveränderungen zu kämpfen. Der oft mit der Erkrankung assoziierte schmetterlingsförmige Ausschlag im Gesicht tritt bei etwa der Hälfte der SLE-Kranken auf. Auch der Krankheitsverlauf variiert: chronisch-schubförmige, seltener auch kontinuierliche Verläufe, ein Wechsel der betroffenen Organe – alles ist möglich. Es kommt sogar vor, dass der SLE vollständig ausheilt.

Diagnostik: Eine eindeutige Diagnose in einem frühen Stadium ist meist ausgesprochen schwer, da das Krankheitsbild sehr heterogen ist. Wichtige diagnostische Bausteine sind neben einer ausführlichen Anamnese, einer eingehenden körperlichen Untersuchung und – je nach Organbefall – der interdisziplinären Befunderhebung durch Fachbereiche, etwa für Haut-, Herz-, Nieren- oder Lungenerkrankungen, auch eine Urinuntersuchung (bei einer möglichen Beteiligung der Nieren) sowie eine Laboruntersuchung. Letztere umfasst neben der Erhebung von Entzündungsmarkern (Blutkörperchen-Senkungsgeschwindigkeit und CRP-Wert) auch andere basisdiagnostische Parameter (wie Differenzialblutbild, Leber- und Nierenwerte). So geht die systemische Form oft mit bestimmten Blutbildveränderungen einher, zum Beispiel mit Blutarmut oder mit einer verminderten Anzahl der weißen Blutkörperchen (Leukozyten) und / oder der Blutplättchen (Thrombozyten). Auffällig oft sind zudem die Komplementfaktoren C3 und C4 **(siehe Seite 11)** bei einem systemischen Lupus erythematodes erniedrigt. Ein weiterer wichtiger Bestandteil der La-

ENTZÜNDUNGSMARKER

Zur Basisdiagnostik der meisten Autoimmunerkrankungen gehört die Ermittlung von Entzündungsmarkern, etwa die **Blutkörperchen-Senkungsgeschwindigkeit** (BSG) oder das **C-reaktive Protein**, kurz CRP, das der Körper vermehrt bei einer Entzündung freisetzt. Der CRP-Wert ist spezifischer als die BSG und spielt deshalb nicht nur in der Erstdiagnostik, sondern auch in der Verlaufskontrolle einer Autoimmunerkrankung (insbesondere bei der rheumatoiden Arthritis) eine wichtige Rolle. Dabei sagt die Höhe des CRP-Werts nicht immer etwas über die tatsächliche Entzündungsaktivität aus. So kann der CRP-Wert zum Beispiel bei SLE, Sjögren-Syndrom (chronische Entzündung exokriner Drüsen) oder Sklerodermie (Bindegewebsverhärtung der Haut und / oder innerer Organe) trotz heftiger Beschwerden unauffällig sein.

boruntersuchung ist der Suchtest nach Autoantikörpern: Antinukleäre Antikörper (ANA), verschiedene Untergruppen von ANA, etwa Autoantikörper gegen doppelsträngige DNA (dsDNA-AK), gegen das Smith-Antigen (Sm-AK) oder gegen Bestandteile des Zellkerns (RNP / Sm-AK), Antiphospholipid-Antikörper, die gegen Bestandteile der Zellmembran (Phospholipide) gerichtet sind.
Viele Therapeuten richten sich zudem nach den Klassifikationskriterien, die das American College of Rheumatology (ACR) erstellt hat. Diese wurden 2012 von der Systemic Lupus International Collaborating Clinics (SLICC)-Gruppe modifiziert und als »SLICC-Kriterien« eingeführt.

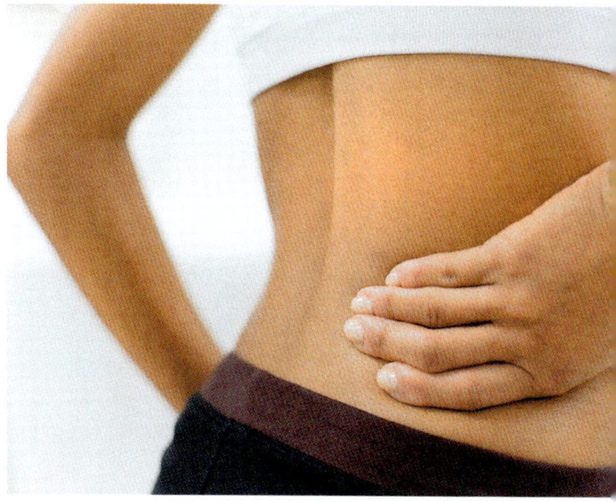

Bei Morbus Bechterew können die Schmerzen vom unteren Rücken bis in das Gesäß ausstrahlen.

MORBUS BECHTEREW (SPONDYLITIS ANKYLOSANS)

Angriffsort: Die Wirbelsäule; typischerweise entzünden sich die Kreuz-Darmbein-Gelenke (Iliosakralgelenke) und andere Wirbelgelenke, etwa die zwischen Wirbelsäule und Rippen oder das Brustbein-Rippen-Gelenk (Sternokostalgelenk). Häufig sind auch andere Gelenke wie Schulter, Knie und / oder Hüfte, Sehnenansätze, Augen und innere Organe (vor allem der Darm) betroffen.
Autoimmungeschehen: Im Körper liegen höhere Konzentrationen von TNF-alpha **(siehe Seite 13)** vor, verursacht durch eingewanderte Immunzellen (T-Helferzellen, zytotoxische Zellen, Fresszellen) in die Wirbelgelenke.

Symptome / Verlauf: In der Regel beginnt die Krankheit mit einer Entzündung der Kreuz-Darmbein-Gelenke. Typisch sind tief sitzende Schmerzen im unteren Rücken, die bis ins Gesäß ausstrahlen, in Ruhe (insbesondere nachts) und nach längerem Sitzen besonders heftig sind, sich jedoch bei Bewegung bessern. Hinzu kommt eine Steifigkeit, die vor allem morgens nach dem Aufstehen stark ausgeprägt ist. Mitunter bildet sich als Folge der Entzündung zwischen den betroffenen Wirbeln und den Kreuz-Darmbein-Gelenken Knochengewebe. Dadurch werden sie unbeweglich und können versteifen. Ist die Wirbelsäule erst einmal versteift, schmerzt sie nicht mehr, aber die Betroffenen sind in ihrer Beweglichkeit nun stark eingeschränkt. Manchmal verkrümmt sich auch die Wirbel-

BEWEGUNG – WICHTIG BEI MORBUS BECHTEREW

Bewegung ist eine wichtige Säule der Morbus-Bechterew-Therapie. Eine spezielle Gymnastik, die die Betroffenen unter Anleitung eines Physiotherapeuten erlernen, hält die Wirbelsäule beweglich und wirkt so Versteifungen entgegen. Auch das regelmäßige Ausüben einer Sportart ist hilfreich, zum Beispiel (Rücken-) Schwimmen, Wandern, Nordic Walking oder Radfahren. Auf rückenbelastende Sportarten wie Ballsportarten auf hartem Boden sollte jedoch verzichtet werden.

säule, was eine stark nach vorn gebeugte Körperhaltung (Rundrücken) zur Folge hat. Bei fast der Hälfte aller Erkrankten kommt es im weiteren Verlauf auch zu einem Befall anderer Gelenke. Die Krankheit beginnt meist schleichend und schreitet dann entweder stetig fort oder sie verläuft in Schüben. Dementsprechend variiert auch das Beschwerdebild: Manche Patienten haben Phasen, in denen sich die Schmerzen immer wieder akut verstärken, andere leiden anhaltend unter Schmerzen. Bei einem milden Verlauf kann es aber auch sein, dass die Erkrankung kaum Beschwerden verursacht.

Diagnostik: Einen spezifischen diagnostischen Test gibt es nicht. Daher stützt sich die Diagnose neben der Krankheitsgeschichte auch auf eine eingehende körperliche Untersuchung, bei der der Arzt zum Beispiel mit einem speziellen Handgriff (Mennellscher Handgriff) feststellen kann, ob das Kreuz-Darmbein-Gelenk entzündet ist. Ergänzend wird im Frühstadium nur bei unklarem Befund auch eine kernspintomografische Untersuchung durchgeführt. Eine Laboruntersuchung zielt darauf ab, nach dem genetischen Merkmal HLA-B27 (Humanes Leukozyten-Antigen B27) auf der Oberfläche der Zellen zu suchen, das an der Regulation wichtiger Funktionen des Immunsystems beteiligt ist. Bei mehr als 90 Prozent der Bechterew-Kranken kann das Erbmerkmal nachgewiesen werden. Da HLA-B27 jedoch auch bei einigen Gesunden vorkommt, ergänzt der Nachweis von HLA-B27 lediglich die Diagnose.

MORBUS CROHN

Angriffsort: Alle Schichten der Darmwand; von der Mundhöhle bis zum After kann der gesamte Verdauungstrakt befallen sein.

Autoimmungeschehen: siehe Colitis ulcerosa, **Seite 48**.

Symptome / Verlauf: Morbus Crohn ist neben Colitis ulcerosa die zweite häufige chronisch-entzündliche Darmerkrankung. Auch ein Morbus Crohn verläuft in Schüben, die einige Tage, mitunter aber auch einige Wochen anhalten können. Dazwischen kann der Betroffene weitgehend beschwerdefrei sein. Häufig wechseln sich entzündete Darmabschnitte mit entzündungsfreien ab. Besonders oft spielen sich die Entzündungen am unteren Dünndarm und am oberen Abschnitt des Dickdarms ab. Bei etwa zehn Prozent der Betroffenen überlappen sich die Krankheitsbilder von Morbus Crohn und Colitis ulcerosa. Die Symptome eines Morbus Crohn hängen unter anderem davon ab, welcher Abschnitt des Verdauungstrakts betroffen ist. Besonders oft treten jedoch kolikartige Schmerzen vornehmlich im rechten Unterbauch und chronische Durchfälle viele Male am Tag, manchmal auch mit Blutbeimengungen, auf. Auch Gewichtsverlust, Fieber und chronische Müdigkeit sind typisch. Im weiteren Verlauf ist die Bildung von Fistelverbindungen zu umliegenden Darmabschnitten, zur Blase oder zur Körperoberfläche möglich. Ebenso besteht eine Neigung zu Abszessen, vor allem im Analbereich. Das Darmkrebsrisiko ist zwar geringer als bei Colitis ulcerosa, aber dennoch signifikant erhöht.

Diagnostik: siehe Colitis ulcerosa, **Seite 49**.

MULTIPLE SKLEROSE (MS)

Angriffsort: die isolierende und schützende Hülle (Myelinscheiden) der Nervenfasern von Gehirn und Rückenmark (zentrales Nervensystem, ZNS)

Autoimmungeschehen: Autoreaktive T-Zellen, B-Zellen und die von ihnen produzierten Autoantikörper richten sich gegen die Myelinscheiden von Nervenfasern des ZNS. Sie setzen auch entzündungsfördernde Botenstoffe frei und führen so an vielen Stellen in Gehirn und Rückenmark zu Entzündungen.

Symptome/Verlauf: Welche Beschwerden bei der neurodegenerativen Autoimmunerkrankung Multiple Sklerose auftreten, hängt davon ab, welche Bereiche des ZNS von den Entzündungsherden (Plaques) betroffen sind. Dementsprechend vielfältig ist das Erscheinungsbild, wodurch eine sichere Diagnose gerade im Frühstadium erschwert wird. Einige gehäuft auftretende Auffälligkeiten gibt es jedoch, so etwa motorische Störungen wie

GESCHÄDIGTE NERVENZELLEN BEI MULTIPLER SKLEROSE

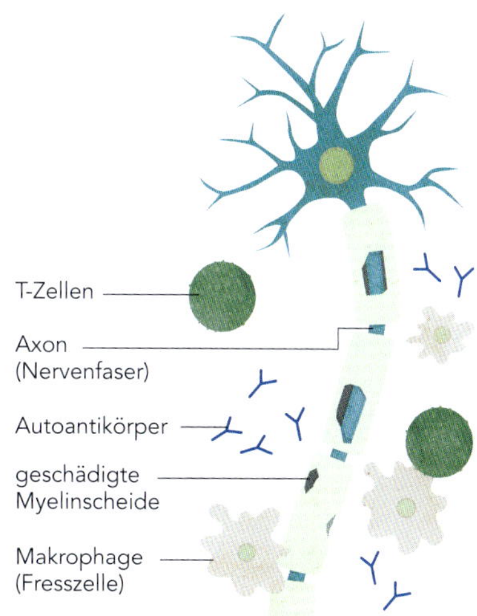

Bei der Multiplen Sklerose werden die schützenden Ummantelungen der Nervenfasern zerstört.

Lähmungserscheinungen an Armen und/oder Beinen, Missempfindungen der Haut, aber auch Sehstörungen infolge einer Entzündung des Sehnervs. Im weiteren Verlauf sind die Lähmungserscheinungen oft mit einem Steifigkeitsgefühl verbunden, typischerweise ist dabei die Muskelgrundspannung zu hoch (spastische Lähmung). Hiervon sind die Beine häufiger betroffen als die Arme. Oft gesellen sich auch Störungen der Blasenfunktion (plötzlicher Harndrang) hinzu, ebenso können eine Unsicherheit beim Gehen oder Greifen sowie Schwierigkeiten beim Sprechen (»verwaschene Sprache«) auftreten.

In vielen Fällen verläuft eine Multiple Sklerose in Schüben; in den Zeiten dazwischen können die Beschwerden wieder deutlich nachlassen und sogar ganz verschwinden. Häufigkeit und Schwere der Schübe sind sehr unterschiedlich. Manche Betroffene erleben nur selten einen Schub, andere in relativ kurzen Abständen. Bei vielen MS-Kranken ändert sich allerdings mit den Jahren der Verlauf (sekundär progressive Phase): Nun fehlen weitere Schübe, aber die Erkrankung verschlechtert sich fortschreitend; etwa fünf Prozent entwickeln schwere Behinderungen.

Diagnostik: Ein Anfangsverdacht infolge einer eingehenden neurologischen Untersuchung und einer Überprüfung der Leitfähigkeit von Nerven, die bei MS verlangsamt ist, zieht in den meisten Fällen eine kernspintomografische Untersuchung von Gehirn und Rückenmark nach sich, um mögliche Entzündungsherde sichtbar zu machen. Die Untersuchung des Nervenwassers (Liquor) dient dem Nachweis von Entzündungszellen sowie von sogenannten oligoklonalen Banden. Letztere sind Antikörper, die zur Gruppe der Immunglobuline (IgG) gehören. Hierfür wird eine Lumbalpunktion vorgenommen, das heißt eine Punktion des Rückenmarkkanals im Bereich der Lendenwirbelsäule. Ein Suchtest auf weitere Antikörper im Blut zielt vor allem darauf ab, andere Erkrankungen auszuschließen (Differenzialdiagnose).

PSORIASIS (SCHUPPENFLECHTE)

Angriffsort: die pigmentbildenden Zellen der Haut (Melanozyten), bei der Psoriasis-Arthritis die Gelenkinnenhaut

Autoimmungeschehen: T-Zellen richten sich gegen bestimmte Eiweißbausteine der Oberflächenstrukturen von Melanozyten und lösen so eine chronische Entzündung aus. Die darauffolgenden Abwehrmechanismen führen zunächst zu einem stark beschleunigten Wachstum und schließlich zum Absterben der Hautzellen: Es werden nun übermäßig viele Hautzellen (Schuppen) abgestoßen, und es entstehen großflächige Plaques.

Symptome/Verlauf: Es werden verschiedene Formen der Schuppenflechte unterschieden.

- Mit Abstand am häufigsten ist die Psoriasis vulgaris (bis zu 90 Prozent der Fälle). Sie ist gekennzeichnet durch verschieden große verdickte Hautstellen, die entzündlich gerötet und von silbrig-weißen Schuppen bedeckt sind. Häufig jucken und spannen diese Areale auch. Werden die Hautschuppen abgekratzt, bildet sich eine punktförmige Blutung. Meist treten die Symptome an den Streckseiten von Ellenbogen und Knie, auf der Kopfhaut oder hinter den Ohren auf, manchmal ist auch der untere Rücken betroffen. Zudem zeigen sich bei etwa 50 Prozent der Betroffenen Nagelveränderungen. Den meisten Psoriasis-Patienten machen jedoch nicht nur die körperlichen Symptome zu schaffen, sondern sie leiden auch psychisch sehr unter ihrer Krankheit.

- Bei mindestens 25 Prozent der Betroffenen sind zudem die Gelenke – oft die End- und Mittelgelenke an Fingern (»Wurstfinger«) und Zehen einschließlich der Sehnen – beteiligt: Sie schmerzen, schwellen an und sind in ihrer Beweglichkeit eingeschränkt. Morgens nach dem Aufstehen sind die Gelenke oft steif, jedoch bessern sich die Beschwerden in der Regel durch Bewegung.

Bei der Psoriasis-Arthritis sind – anders als bei der rheumatoiden Arthritis (**siehe Seite 58**) – oft unterschiedliche Gelenke auf beiden Körperhälften befallen (asymmetrisch). Eine Psoriasis-Arthritis tritt meist erst Jahre nach den Hautsymptomen auf, doch bei etwa zehn Prozent der Betroffenen zeigt sich die Erkrankung zuerst an den Gelenken und die typischen Hautveränderungen fehlen.

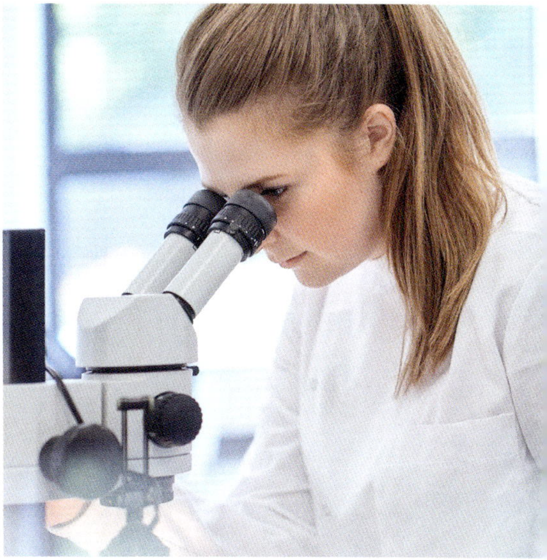

Bei unklarem Hautbild zeigt die Untersuchung einer Hautprobe unter dem Mikroskop, ob Psoriasis vorliegt.

Diagnostik: Oft genügt bereits eine Blickdiagnose, um die Plaques als Psoriasis zu erkennen. Selten ist zusätzlich die Untersuchung einer Hautgewebeprobe unter dem Mikroskop (Biopsie) nötig. Mit dem PASI-Score (Psoriasis Area and Severity Index) werden Ausdehnung und Schwere der Hautveränderungen ermittelt. Diese bilden dann die Grundlage zur Errechnung eines Werts, der eine Aussage über den Schweregrad der Erkrankung ermöglicht und richtungweisend für die Therapie ist. Besteht der Verdacht auf eine Psoriasis-Arthritis, kommen die gleichen diagnostischen Verfahren infrage wie zur Abklärung einer rheumatoiden Arthritis (**siehe Seite 59**).

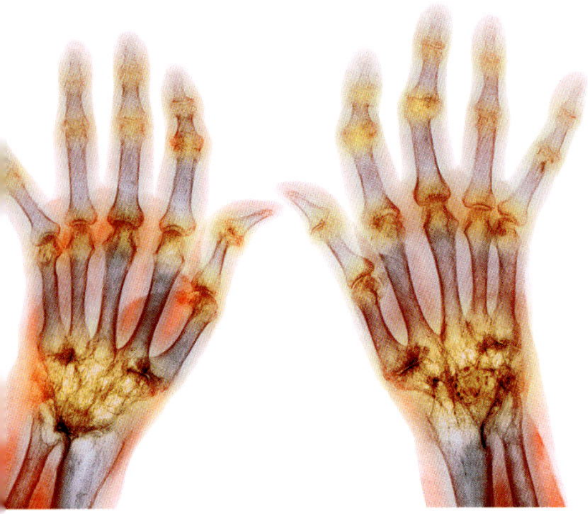

Im Frühstadium treten die Entzündungen vor allem an den kleinen Gelenken der Finger und Zehen auf.

RHEUMATOIDE ARTHRITIS

Angriffsort: Innenhaut der Gelenke (Synovialis), später auch Knorpel und Knochen der Gelenke.

Autoimmungeschehen: Immunzellen (Monozyten, Makrophagen, T-Zellen) wandern in das Gelenk ein und setzen dort vermehrt die entzündungsfördernden Botenstoffe TNF-alpha und Interleukine (IL-1 und IL-6) frei. TNF-alpha veranlasst unter anderem die B-Zellen dazu, Autoantikörper (Rheumafaktoren und CCP-Antikörper) zu bilden.

Symptome / Verlauf: Oft treten die Beschwerden schubweise auf: Die Gelenke schmerzen für Tage oder Wochen besonders stark, sind überwärmt und geschwollen, es besteht ein ausgeprägtes Krankheitsgefühl. Es ist aber auch möglich, dass die rheumatoide Arthritis (RA) über Wochen und Monate stabil bleibt, um dann plötzlich in einen schubweisen Verlauf überzugehen. Bei manchen Menschen sind fast alle Gelenke befallen, bei anderen bleibt die Erkrankung für Jahre auf wenige Gelenke beschränkt. Insgesamt gesehen verläuft die Erkrankung bei etwa 30 Prozent der Patienten mild und stabil, dagegen müssen 70 Prozent mit einer kontinuierlichen Verschlimmerung ihrer Beschwerden rechnen, wenn eine optimale Behandlung ausbleibt.

- Frühstadium: Eine rheumatoide Arthritis macht sich häufig das erste Mal an den kleinen Gelenken (Finger-, Zehengelenke) bemerkbar. Sie schmerzen und sind vor allem nach dem Aufstehen so steif, dass Bewegungen schwerfallen. Die morgendliche Steifigkeit dauert mindestens eine Stunde an. Auffällig ist auch, dass die Gelenke in der Regel symmetrisch, das heißt auf beiden Seiten gleichzeitig, betroffen sind.
- Fortgeschrittenes Stadium: Im Lauf von Wochen oder Monaten breitet sich die Erkrankung allmählich in Richtung Körpermitte aus und betrifft nun auch die größeren Gelenke wie Hand-, Ellenbogen-, Schulter-, Knie-, Hüft- und / oder Sprunggelenke. Außerdem greift die Entzündung oft auf die Schleimbeutel des Gelenks und die Sehnenscheiden über, sodass sich zum Beispiel ein Karpaltunnelsyndrom entwickelt. Mitunter ist auch die Wirbelsäule, vor allem die Halswirbelsäule, betroffen. Bei einem

schweren Verlauf können auch andere Organe und Strukturen in Mitleidenschaft gezogen werden, etwa Herz, Lunge, Rippenfell, Augen, Nerven und Blutgefäße.

In 20 Prozent der Fälle bilden sich Rheumaknoten, etwa im Bereich der Finger oder des Ellenbogens. Bleibt die Entzündung ungebremst, werden die Gelenkstrukturen zunehmend abgebaut – bis hin zur vollständigen Zerstörung der Gelenke.

Diagnostik: Sie ist nicht einfach, da es bis heute keine speziellen Tests gibt, mit denen sich eine rheumatoide Arthritis sicher nachweisen lässt. Mithilfe einer Laboruntersuchung lässt sich feststellen, ob eine Entzündung vorliegt (**siehe Seite 52**). Allerdings sind die BSG- und CRP-Werte zu Beginn der Erkrankung oft normal; für die Verlaufs- und Therapiekontrolle ist der CRP-Wert jedoch ein wichtiger Laborwert. Zudem wird nach spezifischen Antikörpern gesucht:

- Rheumafaktoren (RF) sind Autoantikörper, die sich gegen körpereigene Abwehrstoffe (Immunglobuline) richten; sie treten in der Frühphase bei etwa 45 Prozent der Betroffenen auf und sind auch bei einigen anderen Autoimmunerkrankungen positiv.
- Antikörper gegen citrullinierte Peptide (CCP-Antikörper, ACPA), die in der Frühphase in bis zu 80 Prozent der Fälle nachgewiesen werden können und damit der spezifischste Marker für eine RA sind.
- antinukleäre Antikörper (ANA), die sich gegen Bestandteile der Zellkerne richten.

Die Laborwerte liefern vor allem ergänzende Informationen. Gleiches gilt für bildgebende Verfahren wie Ultraschall-, Röntgen-, kernspintomografische Untersuchung oder ein Szintigramm, denn im Frühstadium sind häufig noch keine Gelenkveränderungen sichtbar. Richtungweisend sind deshalb vor allem eine ausführliche Anamnese mit einer genauen Symptombeschreibung sowie eine eingehende körperliche Untersuchung.

FRÜHZEITIGE THERAPIE

Die Rheumatologen streben an, dass ein Patient mit einer entzündlich-rheumatischen Erkrankung sobald wie möglich nach Auftreten der ersten Symptome, auf jeden Fall jedoch innerhalb von zwölf Wochen nach Symptombeginn behandelt wird. Ziel ist, das Risiko für Folgeschäden auf ein Minimum zu reduzieren und die Krankheit zum Stillstand zu bringen. Es hat sich gezeigt, dass gerade in den Wochen nach den ersten Krankheitszeichen möglicherweise noch die Chance besteht, das Immunsystem wieder »einzufangen« und so idealerweise einen fortschreitenden Verlauf zu verhindern. Die ersten zwölf Wochen nach Beginn der Symptome werden deshalb auch »window of opportunity« (= günstiges Zeitfenster) genannt.

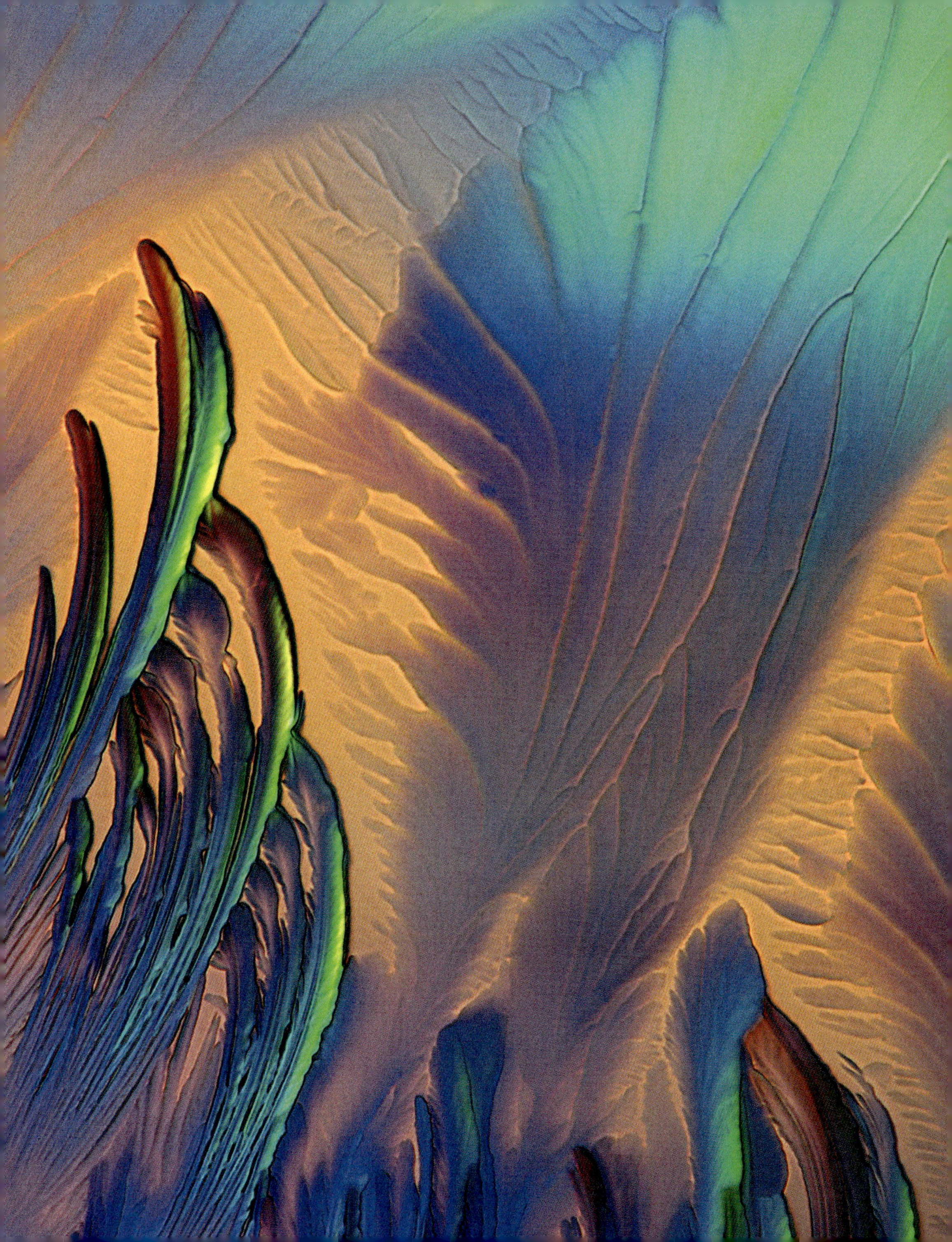

GANZHEITLICHES THERAPIE-PROGRAMM FÜR AUTOIMMUN-ERKRANKUNGEN

Jede Autoimmunerkrankung hat ihre spezifischen Besonderheiten, doch es gibt auch Gemeinsamkeiten. Werden sie gezielt behandelt, lässt sich oft eine Besserung nicht nur der einzelnen Symptome, sondern auch des Befindens insgesamt erreichen.

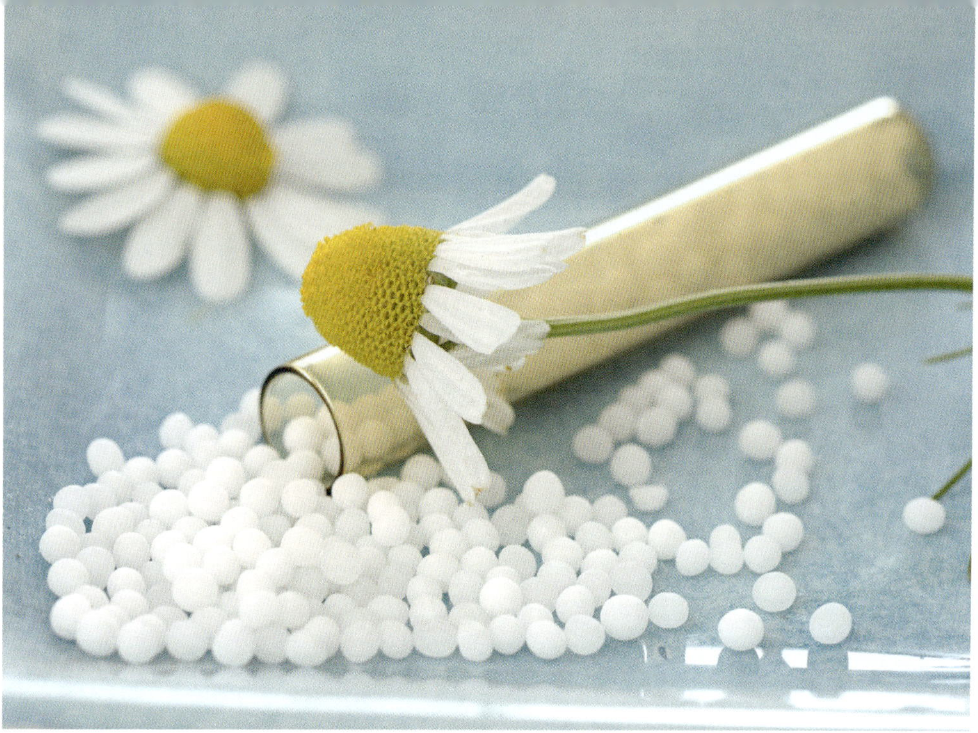

UMSTIMMUNG IN MEHREREN SCHRITTEN

Zu den Grundprinzipien der ganzheitlichen Therapie gehört es, Krankheiten nicht allein mit Arzneien oder Methoden zu behandeln, die gegen einzelne Symptome gerichtet sind. Vielmehr geht es darum, die fehlgeleitete Dynamik des gesamten Organismus auf all seinen Ebenen zu modifizieren, sodass er sich wieder selbst regulieren kann – dies gilt umso mehr für ein so tief greifendes Geschehen wie das einer Autoimmunerkrankung. Um das Immunsystem nachhaltig umzustimmen, müssen alle involvierten Organe – allen voran Darm, Leber und Nebennieren – in die Therapie einbezogen werden. Erst dadurch wird das »System Körper« in die Lage versetzt, sich neu zu organisieren, um so die Heilanstöße von außen besser aufnehmen zu können. Denn jede Störung, die behoben wird,

trägt nicht nur zur Eindämmung der Entzündungsvorgänge bei, sondern sie verleiht dem Körper auch mehr Energie und ermöglicht ihm, seine Selbstheilungskräfte zu aktivieren. Die wichtigsten Voraussetzungen, damit eine Autoimmunerkrankung zum Stillstand kommt und der Betroffene seine Lebensqualität zurückerhält, sind, die Entzündungsaktivität zu bremsen und den Organismus mit gezielten Regulationsmaßnahmen wieder in sein natürliches Gleichgewicht zu bringen. Allerdings muss ein Körper, der ins Visier des eigenen Immunsystems geraten ist und durch schwelende Entzündungsvorgänge und akute Entzündungsschübe erheblich geschwächt wird, behutsam stabilisiert werden.
In diesem Kapitel erläutern wir kurz die Methoden, die wir zur Behandlung von Autoimmunerkrankungen anwenden.

DIFFERENZIERTE BETRACHTUNG DES KRANKHEITSBILDS

Bestimmte Symptome treten besonders oft im Rahmen einer Autoimmunerkrankung auf. Häufig sind sie eine direkte Folge der autoimmunbedingten Entzündung, doch können sie auch durch andere gestörte Organsysteme hervorgerufen werden. Umso wichtiger ist es, derartige Störungen genau abzuklären. Die folgenden Untersuchungen sollten von einem Therapeuten durchgeführt werden.
Blutuntersuchung bei Hinweisen auf einen Nährstoffmangel. Letztlich sollte jedoch immer eine Blutuntersuchung erfolgen, um auch ein drohendes Nährstoffdefizit rechtzeitig zu erkennen.
Untersuchung zum Ausschluss/Nachweis einer Nebennierenschwäche, wenn Sie unter anhaltendem Stress leiden oder in der Vergangenheit Dauerstress ausgesetzt waren und Sie jetzt von chronischer Müdigkeit, Abgeschlagenheit, Konzentrationsschwierigkeiten und/oder von Schlaflosigkeit geplagt werden. Wichtigste Parameter für die Einschätzung der Nebennierenfunktion sind das Cortisoltagesprofil und die Bestimmung des DHEA-Werts mithilfe eines Speicheltests (**siehe Seite 29**).
Untersuchung zum Ausschluss/Nachweis eines Leaky-Gut-Syndroms, wenn Sie unter anhaltenden Magen-Darm-Beschwerden (wie Bauchkrämpfe, Völlegefühl, Sodbrennen, Reflux) leiden, anfällig für Infekte sind oder wenn eine Nahrungsmittel-Unverträglichkeit vermutet wird. Infrage kommen eine Untersuchung des Stuhls, des Bluts (**Zonulin, siehe Seite 35**) und/oder des Urins (**Laktulose-Mannitol-Test, siehe Seite 35**).
Analyse der Darmflora anhand einer Stuhlprobe: Zeigt diese eine bakterielle Fehlbesiedelung des Darms oder einen abweichenden pH-Wert des Darmmilieus, ist eine Darmsanierung notwendig (**siehe Seite 65**).
Abklärung einer möglichen Östrogendominanz (bei relativem Progesteronmangel) mithilfe eines Speicheltests, wenn Sie von einem Prämenstruellen Syndrom betroffen sind, Ihr

Kinderwunsch bislang unerfüllt geblieben ist und / oder Sie unter Libidoverlust, Stimmungsschwankungen, Konzentrationsschwierigkeiten und Schlafproblemen leiden.
Eine solche Untersuchung ist vor allem dann sinnvoll, wenn bei Ihnen eine autoimmunbedingte Schilddrüsenentzündung diagnostiziert wurde.

Abklärung einer Übersäuerung: Hierfür messen Sie fünf Tage lang fünfmal täglich den pH-Wert des Urins mithilfe eines Teststreifens (Apotheke). Zeigt das Ergebnis eine Übersäuerung an, empfiehlt sich – neben einer antientzündlichen Ernährungsweise **(siehe ab Seite 114)** – die Einnahme eines basenbildenden Mineralstoffs, zum Beispiel Kalzium, Kalium oder Magnesium.

Gegebenenfalls weitere Untersuchungen, zum Beispiel zur Abklärung einer Toxin- oder Schwermetallbelastung oder einer chronischen Entzündung der Zähne mithilfe der Bioresonanzdiagnostik, Elektroakupunktur nach Voll, kinesiologischer Tests oder eines Provokationstests. Ist der Befund positiv, sollten Sie die – langsame und schonende – Ausleitung der Metalle und die gleichzeitige Stärkung des körpereigenen Entgiftungssystems **(siehe Seite 73)** unbedingt von einem erfahrenen Therapeuten durchführen lassen – auch wenn inzwischen eine Vielzahl von Produkten zur vermeintlich unbedenklichen Selbsttherapie etwa im Internet angeboten wird. Greifen Sie auch auf fachliche Hilfe zurück, wenn es im nächsten Schritt darum geht, die toxischen Einflüsse von Umweltschadstoffen zu Hause oder an Ihrem Arbeitsplatz aufzuspüren und dann systematisch zu reduzieren.

EINEN VITAMIN-B_{12}-MANGEL DIAGNOSTIZIEREN

Ein Vitamin-B_{12}-Mangel ist eine häufige Begleiterscheinung von Autoimmunerkrankungen. Zum Nachweis wird in der Regel der Vitamin-B_{12}-Spiegel im Blutserum bestimmt. Aktuelle Forschungsergebnisse zeigen jedoch, dass bei einer ermittelten Gesamt-Vitamin-B_{12}-Konzentration von 200 bis 550 pg / ml ein B_{12}-Mangel nicht sicher ausgeschlossen werden kann.
Dagegen kann man mithilfe des Holo-TC-Tests im Blut einen Vitamin-B_{12}-Mangel schon im frühesten Anfangsstadium erkennen. Hierbei wird das aktive Vitamin B_{12} (Holotranscobalamin) ermittelt, das an spezielle Transportmoleküle, die sogenannten Transcobalamine (TC), gebunden ist – und nur diese Form des Vitamin B_{12} kann der Körper verwerten. Ein erniedrigter Holo-TC-Wert von unter 35 pmol / l gilt derzeit als sicherster Marker für einen Vitamin-B_{12}-Mangel; dann sollte das Defizit ausgeglichen werden.
Die Kosten für diesen Test – etwa 28 Euro beim Therapeuten, etwa 39 Euro für das Test-Kit, das man zu Hause selbst durchführen kann – werden nicht von den Krankenkassen erstattet.

DEN DARM SANIEREN

Spätestens wenn die Untersuchungen eine Störung der Darmflora und/oder ein Leaky-Gut-Syndrom ergeben haben, wird es Zeit für eine Darmsanierung. Denn: Ist der Darm in seiner Funktion gestört, laufen die Bemühungen, das Immunsystem zu regulieren, ins Leere – und umgekehrt. Und auch andere Organe wie die Leber und die Nebennieren leiden (und müssen dann mitbehandelt werden), wenn der Darm beeinträchtigt ist.
Allerdings lassen sich eine gesunde Darmflora und eine intakte Darmbarriere ohne therapeutische Begleitung kaum wieder herstellen.

So wird Ihr Darm wieder gesund!

- Verzichten Sie für mindestens drei Wochen auf alle Nahrungsmittel, die bei Ihnen eine Unverträglichkeitsreaktion hervorrufen. So vertragen zum Beispiel Menschen mit einem Leaky-Gut-Syndrom oft nicht Gluten, Soja und Mais, aber auch keine Hefe, Eier, Milch und Milchprodukte. Nach drei Wochen führen Sie jedes weggelassene Nahrungsmittel in einem Abstand von jeweils drei Tagen einzeln wieder ein. Notieren Sie bei jedem Nahrungsmittel Ihre körperliche und psychische Reaktion darauf. So lässt sich oft bereits gut erkennen, welche Nahrungsmittel problematisch sind. Diese sollten Sie für die nächsten Wochen von Ihrem Speiseplan streichen. Ist die Darmtherapie abgeschlossen, kann sich die Unverträglichkeit wieder gelegt haben.
- Bei einem Befall mit Hefen (Pilz) sollten Sie vier bis sechs Wochen lang konsequent auf Zucker, Süßigkeiten, süßes Obst, Weißmehlprodukte, weißen Reis und Alkohol verzichten.
- Um eine intakte Barrierefunktion wieder herzustellen, empfiehlt sich die Einnahme von L-Glutamin (etwa von Biogena) und Kurkuma, das auch zur Behandlung von Morbus Crohn und Colitis ulcerosa eingesetzt wird (**siehe Seite 83**). Anwendungsdauer und Dosierung richten sich nach dem Untersuchungsergebnis.
- Bei der mikrobiologischen (probiotischen) Therapie kommen überwiegend lebende Mikroorganismen – sogenannte Probiotika – zum Einsatz, die in natürlicher Form auch im Darm vorkommen. Wichtigste Aufgabe der Probiotika ist der Aufbau einer gesunden Darmflora. Auf diese Weise wird unter anderem die Aufspaltung und Verwertung von Nährstoffen während des Verdauungsprozesses verbessert und die immunologische Abwehrfunktion des Darms – und damit letztlich des ganzen Organismus – gestärkt. Aber auch die Leber profitiert: Studien zeigen, dass erhöhte Leberwerte durch eine mehrmonatige Einnahme von Probiotika gesenkt werden. Hauptvertreter der Probiotika sind Milchsäurebakterien wie *Bifidobacterium*- und *Lactobacillus*-Stämme. Wichtig ist ein Präparat, das den Mangel exakt der Bifidobakterien und Laktobazillen ausgleicht, der in der Darmflora-

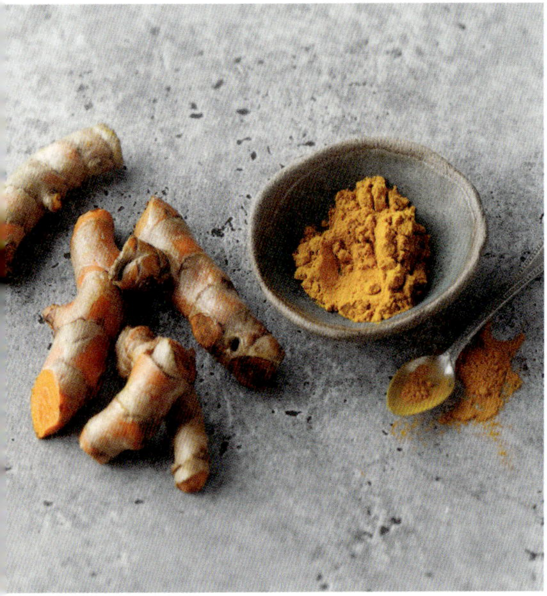

Gut für den Darm – kauen Sie morgens vor dem Frühstück ein Stück einer frischen Kurkumawurzel.

Analyse festgestellt wurde, zum Beispiel Probiotik® pur (**siehe Seite 83**). Die Behandlung sollte mindestens drei Monate lang durchgeführt werden.

- Kurkuma in seiner wirksamsten Form ist die frische Wurzel (Bioladen). Schälen Sie morgens – 15 Minuten vor dem Frühstück – eine kapselgroße Menge, kauen Sie diese zu Brei und schlucken Sie den Brei. Trinken Sie anschließend viel lauwarmes Wasser.
- Essen Sie in den nächsten Wochen bevorzugt Lebensmittel mit hohem Gehalt an Präbiotika (**siehe Seite 121**). Gegebenenfalls bietet es sich auch an, im Rahmen der Darmsanierung Präbiotika in einer höheren Konzentration als Präparat einzunehmen.
- Eine Darmreinigung hilft, den Darm von Gift- und Schlackenstoffen zu befreien. Zudem regt sie die Leber zur Freisetzung von Galle an – was den Entgiftungsprozess zusätzlich unterstützt. Sie können den Einlauf zu Hause mithilfe von Glauber- oder Bittersalz durchführen. Eine Alternative ist die maschinell gesteuerte Darmreinigung durch einen speziell geschulten Therapeuten (Colon-Hydro-Therapie).

MIT HOMÖOPATHIE DIE LEBENSKRAFT STÄRKEN

Die vor mehr als 200 Jahren von dem Arzt Samuel Hahnemann (1755–1843) entwickelte Homöopathie beruht auf dem Ähnlichkeitsprinzip: »Durch das ähnliche Prinzip entsteht die Krankheit, und durch Anwendung des Ähnlichen wird die Krankheit geheilt«. Folgerichtig vermag nur eine Arznei, die dem Betroffenen und seinen Krankheitssymptomen ähnlich (Simile) oder am ähnlichsten (Similimum) ist, therapeutisch zu wirken, das heißt, die Selbstheilungskräfte des Kranken anzuregen und so seine Genesung einzuleiten. Homöopathische Mittel werden meist aus pflanzlichen, mineralischen, menschlichen und tierischen Ausgangssubstanzen (Urtinkturen) hergestellt, aber auch aus Nahrungsmitteln (wie Schokolade, Zucker) oder Medikamenten (Kortison, Insulin etc.). Manche

Mittel, die sogenannten Nosoden, gewinnt man auch aus Krankheitserregern (**Streptococcinum-Nosode, siehe Seite 107**).

Potenzierung: Homöopathische Mittel kommen jedoch meist nicht als Urtinktur zur Anwendung, sondern sie werden potenziert, das heißt viele Male verdünnt und dynamisiert. So steht etwa eine D-Potenz für eine Verdünnung im Verhältnis 1:10 (D = Dezimale) und eine C-Potenz für eine Verdünnung im Verhältnis 1:100 (C = Centesimale). Die Potenzstufe, also die Zahl hinter C oder D, zeigt an, wie viele Verdünnungsschritte bei der Herstellung des Mittels hintereinander ausgeführt wurden. Bei D4 wurde also viermal im gleichen Verhältnis verdünnt.

Wahl des richtigen Mittels: Hierfür kommt es insbesondere bei chronischen Beschwerden wesentlich auf das Empfinden, Erleben und die Befindlichkeit des Betroffenen an. Dementsprechend richtet sich das Augenmerk immer auch auf die zusätzlichen Symptome, etwa auf weitere körperliche und seelische Begleitumstände, vor allem, wenn sie in ihrer Stärke oder Eigenart besonders auffällig sind. Diese sogenannten Modalitäten haben wir bei jedem genannten homöopathischen Mittel aufgelistet – sie weisen den Weg zum individuell passenden Mittel.

Autoimmunerkrankungen homöopathisch behandeln

Eingesetzte Potenzen: Die von uns empfohlenen Homöopathika sind überwiegend als Dezimalpotenzen hergestellt und gehören damit zu den Tiefpotenzen. Fakt ist jedoch, dass die homöopathische Behandlung von Autoimmunerkrankungen eher die Domäne von höheren Potenzen (ab C30-Potenz) ist. Diese werden auch als »tiefe Hochpotenzen« bezeichnet. Hochpotenzen (Q- oder LM-Potenzen, Verdünnung 1:50 000) werden in der Homöopathie vor allem im Rahmen einer Konstitutionstherapie gegeben. Dennoch finden Sie bei der Beschreibung der Beschwerden ab **Seite 74** einige Mittelvorschläge in Hochpotenz. Sie wirken sehr tief und dennoch mild – das ist gerade bei starken chronischen Beschwerden wichtig, bei denen eine mögliche Erstverschlimmerung mit diesen Potenzen nahezu ausgeschlossen ist.

Ziehen Sie Ihren Therapeuten zurate, wenn Sie unsicher sind, ob das vorgeschlagene Mittel auch wirklich das Richtige für Sie ist.

Darreichung: Bei einigen der von uns empfohlenen Mittel handelt es sich um Dilutionen (Tropfen). Gerade bei den LM- oder Q-Potenzen ist es wichtig, die Flasche vor der Einnahme kräftig zu schütteln. Dilutionen enthalten Alkohol, jedoch ist die Menge in der angegebenen Dosierung unbedenklich.

Kinder, Schwangere oder Frauen, die stillen, aber auch Menschen, die auf Alkohol verzichten möchten, können alternativ Globuli einnehmen. Drei Tropfen Dilution entsprechen drei Globuli. Lösen Sie diese in einem Glas Wasser auf und nehmen Sie über den Tag verteilt fünfmal je einen Teelöffel davon ein.

LANTHANIDEN

Dies ist eine neue homöopathische Mittelgruppe, die bei Menschen mit einer Autoimmunerkrankung oft zur Anwendung kommt. Lanthaniden wurden in den 1990er-Jahren von dem Homöopathen Dr. Jan Scholten (geboren 1951) eingeführt. Sie umfassen 15 Metall-Grundsubstanzen und deren Verbindungen, die zur Gruppe der Seltenerdmetalle gehören.

Lanthaniden-Persönlichkeiten sind oft auf der Suche nach sich selbst und nach dem eigenen Weg. Sie sind sich fremd geworden, hegen Zweifel an den eigenen Fähigkeiten und empfinden ihre Lebenssituation als unklar. Ihr Dilemma: Wie sich selbst verwirklichen und treu bleiben in Anbetracht der vielfältigen Erwartungen von außen?

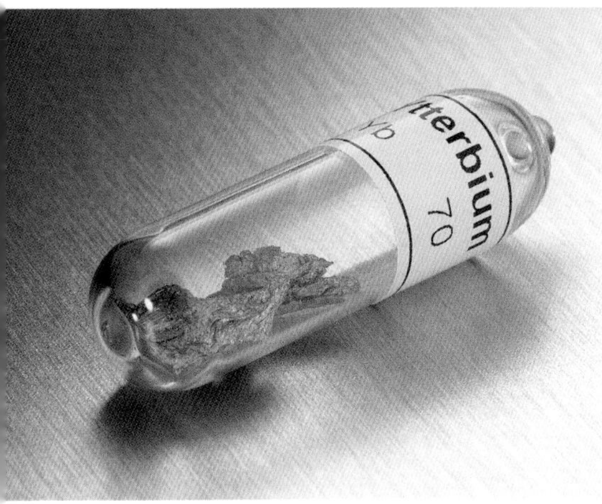

Die Lanthaniden gehören wie Ytterbium zu den Seltenerdmetallen.

Das Dilemma beginnt meist schon in früher Kindheit mit der (un-)ausgesprochenen Erwartung der Eltern: »Werde etwas Besonderes und mach es wie die anderen!« Oder auch: »Tanz nicht aus der Reihe!«

Weitere Mittel, die für diese Persönlichkeiten konstitutionell besonders oft zutreffen, sind Aurum metallicum, Staphisagria oder Natrium muriaticum. Passt das gewählte Mittel zum Patienten, ist es möglich, seine Lebenskraft wieder so zu stärken, dass er eine tief greifende Verbesserung auf körperlicher und seelischer Ebene erlebt.

PHYTOTHERAPIE ALS BEGLEITMASSNAHME

In der modernen Therapie von Autoimmunerkrankungen haben auch pflanzliche Arzneimittelzubereitungen ihren festen Platz. Dabei kann die Anwendung von Phytotherapeutika vor allem dann sinnvoll sein,

- wenn eine Dosisreduktion der Medikamente angestrebt wird.
- wenn eine immunsuppressive Therapie nach jahrelanger Gabe bei stabilem Krankheitsverlauf beendet werden soll.

Lassen sich die Symptome trotz der medikamentösen Therapie nicht zufriedenstellend lindern, kann mithilfe einer ergänzenden phytotherapeutischen Behandlung versucht werden, eine Besserung zu erzielen, um dadurch eine Intensivierung der schulmedizinischen Basistherapie zu vermeiden.

URTINKTUREN ALS THERAPEUTIKUM

Eine Urtinktur dient nicht nur als Ausgangsstoff für homöopathische Arzneien (**siehe Seite 66**), sondern sie kommt auch als eigenständiges Heilmittel zur Anwendung. Die von uns empfohlenen Urtinkturen zeichnen sich durch eine hohe Qualität aus. Die Mengenverhältnisse von Pflanze, Alkohol und Wasser werden nach den Vorschriften des Homöopathischen Arzneibuches (HAB) berechnet. Allerdings richtet sich die Wirkung der Urtinkturen nicht primär nach dem homöopathischen Arzneimittelbild, sondern nach dem Wesen der jeweiligen Heilpflanze.

Für die Behandlung von Autoimmunerkrankungen empfehlen wir vor allem standardisierte Extrakte und Reinstoffpräparate.

MIKRONÄHRSTOFFTHERAPIE BEI MANGELERSCHEINUNGEN

Bei fast allen Autoimmunerkrankungen besteht die Gefahr eines Defizits an Nährstoffen. Besonders häufig ist ein Mangel an Vitamin D (**siehe Seite 36**) und an den Vitaminen der B-Gruppe (**siehe Seite 99**), aber auch an Eisen und Selen. Für eine dauerhafte Besserung Ihrer Beschwerden muss ein Nährstoffmangel erkannt und konsequent ausgeglichen werden. Fehlt nur ein einziger Vitalstoff, können die Entzündungsprozesse im Körper nicht abgeschaltet und überschießende Immunreaktionen nicht in Schach gehalten werden. Hinzu kommt, dass eine Unterversorgung mit einem Nährstoff immer auch selbst Symptome verursacht, so zum Beispiel Müdigkeit, Abgeschlagenheit und Infektanfälligkeit bei einem Eisen- oder einem Vitamin-B_{12}-Mangel – also ganz ähnliche Symptome, wie sie auch mit einer Autoimmunerkrankung einhergehen.

Selenmangel

Therapieempfehlung zum Ausgleich: Zum Beispiel mit Selen 200 (Pure Encapsulations®) in Kapselform

- **Anwendung:** Nehmen Sie täglich eine Kapsel mit ausreichend Flüssigkeit zwischen den Mahlzeiten ein.

Eisenmangel

Bei Menschen mit einer Autoimmunerkrankung ist ein Ferritinwert spätestens dann behandlungsbedürftig, wenn er unter 35 µg/l liegt (Zielwert sind etwa 100 µg/l). Ist der Eisenmangel behoben, sinken manchmal auch die Antikörperspiegel.

Therapieempfehlung zum Ausgleich: Rein pflanzliches Eisen wird von den meisten Menschen besser vertragen als synthetisch hergestelltes Eisen, zum Beispiel Ferroverde® 21 (NICApur) in Kapselform, das 21 mg rein pflanzliches Eisen sowie 40 mg Vitamin C aus Amla-Extrakt enthält, wodurch die Eisenaufnahme verbessert wird.

- **Anwendung:** Nehmen Sie einmal täglich eine Kapsel mit etwas Wasser nüchtern oder ein bis zwei Stunden nach einer Mahlzeit ein. Zwischen der Mitteleinnahme und der eventuell nötigen Einnahme von Magnesium und Selen sollte ein zeitlicher Abstand von mindestens zwei Stunden liegen. Sie können die Aufnahme des Eisens zusätzlich verbessern, wenn Sie das Mittel Ferroverde® 21 mit dem pflanzlichen Kombinationspräparat Anaemodoron® Tropfen (Weleda, dreimal täglich jeweils 15 Tropfen in etwas Wasser vor einer Mahlzeit einnehmen) kombinieren.

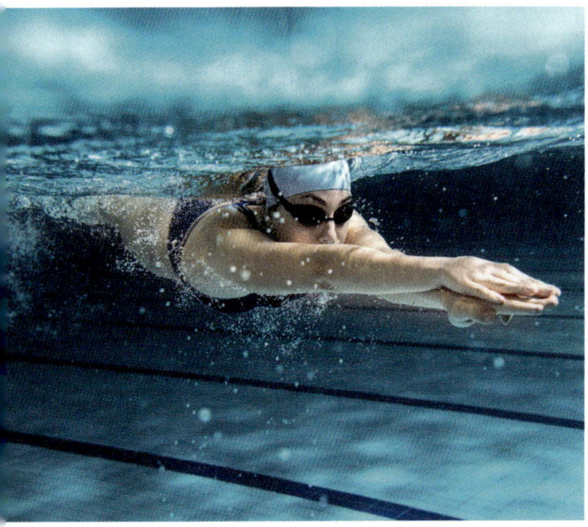

Regelmäßige Bewegung wie Schwimmen setzt im Körper entzündungshemmende Botenstoffe frei.

GEZIELTE ANTIENTZÜNDLICHE MASSNAHMEN

Die wichtigste Maßnahme für eine nachhaltige Verbesserung Ihrer Beschwerden ist ein Gesundheitsprogramm, das auf antientzündlichen Prinzipien basiert. Dieses sollten Sie von nun an zu Ihrer Lebensweise machen:

- Ernähren Sie sich antientzündlich (**siehe ab Seite 114**).
- Bringen Sie Bewegung in Ihr Leben! Studien zeigen, dass eine moderate, aber regelmäßig ausgeübte körperliche Aktivität die Entzündungsaktivität nachhaltig verringern kann. So wurde zum Beispiel nachgewiesen, dass durch Bewegung bestimmte entzündungsfördernde Botenstoffe reduziert, jedoch gleichzeitig vermehrt entzündungshemmende Botenstoffe freigesetzt werden. So wird die proentzündliche Schieflage effektiv ausbalanciert. Zudem stimuliert regelmäßige Bewegung unter anderem die spezifischen (gegen die Krankheitserreger gerichteten) T-Zellen und die regulatorischen T-Zellen – und wirkt somit auch direkt immunmodulatorisch. Ideal sind Ausdauersportarten wie Gehen, Nordic Walking, Schwimmen oder Radfahren.
- Üben Sie sich in einem guten Stressmanagement. Vermutlich haben Sie schon erlebt, dass in Zeiten starker Stressbelastung die Gefahr für einen Schub sehr groß ist und sich bestehende Beschwerden verschlimmern. Versuchen Sie belastende Faktoren wie ein zu hohes Arbeitspensum und

zu viele Verpflichtungen, aber auch Leistungs-, Zeit- und Termindruck zu verringern. Überprüfen Sie auch, inwieweit Sie dazu neigen, sich unter Stress zu setzen, etwa weil Sie (zu) hohe Anforderungen an sich selbst setzen und immer alles perfekt machen möchten, weil Sie Probleme mit Ihrem Zeitmanagement haben oder damit, andere um Hilfe zu bitten. Vielleicht fällt es Ihnen auch generell schwer, »Nein« zu sagen, sodass Sie sich deshalb immer wieder mehr aufbürden, als gut für Sie ist. Diese und viele andere stresserzeugende Verhaltensweisen gilt es zu erkennen und dann nach und nach zu verändern – auch wenn es vielleicht erst einmal schwerfällt.
- Gönnen Sie sich regelmäßige Auszeiten! Ratsam ist es, Entspannung bewusst herbeizuführen mithilfe einer Entspannungstechnik (wie autogenes Training, progressive Muskelrelaxation oder Meditation).

Mit Antioxidantien die antientzündliche Lebensweise unterstützen

Antioxidantien gehören zu den wichtigsten antientzündlichen Substanzen: Als Gegenspieler der freien Radikale schützen sie die Körperzellen vor den aggressiven Molekülen. Freie Radikale können großen Schaden anrichten, etwa indem sie Gene und Zellen angreifen und so in ihrer chemischen Struktur verändern. Sind mehr freie Radikale als Antioxidantien vorhanden, entsteht oxidativer Stress. Zu einem solchen Ungleichgewicht kommt es auch und gerade bei Entzündungsprozessen, denn sie setzen immer auch vermehrt freie Radikale frei. Dadurch nimmt der oxidative Stress zu und befeuert nun seinerseits den Entzündungsvorgang – ein Teufelskreis, der nur durch die gezielte Zufuhr von Antioxidantien durchbrochen werden kann.
Indem die Antioxidantien die freien Radikalen neutralisieren, wirken sie gleichzeitig entzündungshemmend (und krebsvorbeugend), zudem können sie bestehende Entzündungsreaktionen unterbrechen. Als Radikalfänger stärken sie zugleich das Immunsystem.
Neben den in den vorderen Innenklappen genannten Antioxidantien gehören auch Vitamin A, Eisen, Coenzym Q10, Glutathion, sekundäre Pflanzenstoffe wie Carotinoide (Beta-Carotin, eine Vorstufe von Vitamin A), aber auch Gerbstoffe, Flavonoide und – am wirksamsten – Resveratrol sowie die oligomeren Proanthocyanidine, kurz OPC genannt (**siehe Seite 72**), dazu.
Jedoch sollte eine Substitutionstherapie zeitlich begrenzt und in Absprache mit einem Therapeuten erfolgen. Bei Überdosierung kann die Wirkung eines Antioxidans ins Gegenteil umschlagen, da es nun selbst oxidativen Stress erzeugt und zum Prooxidans wird.

RESVERATROL

Der sekundäre Pflanzenstoff gehört zur Gruppe der Phytoalexine (Polyphenole). Er ist in der Behandlung von chronischen Entzündungen unverzichtbar. Doch schützt die Substanz die Körperzellen nicht nur vor freien Radikalen, sondern sie stabilisiert auch das Immunsystem. Viel Resveratrol enthalten der Japanische Staudenknöterich *(Fallopia japonica)* und rote Weintrauben.

Therapieempfehlung: Monopräparat wie Resveratrol Extra (Pure Encapsulations®)

- **Anwendung:** täglich eine Kapsel mit ausreichend Flüssigkeit zu einer Mahlzeit

OPC IN PINIENRINDENEXTRAKT

Ebenfalls stark entzündungshemmend wirkt ein Extrakt aus der Rinde der See-Kiefer *(Pinus pinaster)*, der ebenfalls zu den Polyphenolen gehört und über einen hohen Gehalt an oligomeren Proanthocyanidinen (OPC) verfügt. Untersuchungen zufolge haben die OPC ein etwa 20-mal stärkeres antioxidatives Potenzial als Vitamin C und sie wirken 50-mal stärker antioxidativ als Vitamin E. Zugleich können sie die Wirkung der beiden Vitamine (wie auch von Vitamin A) verstärken.

Therapieempfehlung: Monopräparat, zum Beispiel Pycnogenol® 50 mg Pinienrinden-Extrakt OPC (Pure Encapsulations®)

- **Anwendung:** dreimal pro Tag je eine Kapsel zwischen den Mahlzeiten

Eicosanoide gegen Entzündungen

Eicosanoide sind Gewebshormone und an fast allen Stoffwechselvorgängen beteiligt. Ob sie dabei fördernd oder hemmend wirken, hängt davon ab, aus welcher Fettsäure sie gebaut sind.

Gute Eicosanoide: Ihre Vorläufer sind die Omega-3-Fettsäuren Alpha-Linolensäure, Eicosapentaensäure (EPA) und Docosahexaensäure (DHA). Sie sind für Menschen mit einer Autoimmunerkrankung äußerst wichtig.

Schlechte Eicosanoide: Sie werden aus der Omega-6-Fettsäure Arachidonsäure gebildet. Arachidonsäure ist nur in tierischen Produkten enthalten. Deshalb gehört es zu den Grundprinzipien der antientzündlichen Ernährung, sich fleischarm oder – noch besser – fleischlos zu ernähren. Generell sollten Menschen mit einer Autoimmunerkrankung ihrem Körper nicht zu viele Omega-6-Fettsäuren zuführen. Denn auch andere Omega-6-Fettsäuren wie die Linolsäure, die zum Beispiel in Pflanzenölen enthalten ist, können problematisch sein, da aus ihr ebenfalls Arachidonsäure gebaut werden kann.

Im Entzündungsgeschehen sind beide Kräfte wirksam: Die Eicosanoide, die aus der Omega-3-Fettsäure EPA gebildet werden, haben eine ausgeprägt entzündungshemmende Wirkung. Ihre Widersacher, die Eicosanoide aus der Arachidonsäure, entfachen Entzündungen beziehungsweise heizen sie an. Allerdings ist es gar nicht so einfach, die Zufuhr von Omega-6-Fettsäuren zu reduzieren, denn sie kommen in unseren Nahrungsmitteln sehr viel häufiger vor als die Omega-3-Fettsäuren. Umso wichtiger ist es, sich den täglichen Speiseplan ganz bewusst zusammenzustellen und gezielt Nahrungsmitteln den Vorzug zu geben, die reich an Omega-

3-Fettsäuren sind. Auf diese Weise nutzen Sie die Fähigkeit der Omega-3-Fettsäuren, die entzündungsfördernden Omega-6-Fettsäuren in Schach zu halten. Menschen mit einer Autoimmunerkrankung sollten ein Verhältnis von 2 bis 2,5 (Omega-6-Fettsäuren) zu 1 (Omega-3-Fettsäuren) anstreben.

OMEGA-3-FETTSÄUREN EINNEHMEN

Wer unter einer Autoimmunerkrankung leidet, kann es mit der Ernährung allein oft nicht schaffen, den Mehrbedarf an Omega-3-Fettsäuren zu decken. Dann kann die zusätzliche Einnahme in Kapselform sinnvoll sein, um einem Ungleichgewicht zwischen den »guten« und »schlechten« Eicosanoiden entgegenzuwirken. Wichtig ist jedoch, dass die Einnahme regelmäßig erfolgt und als Langzeittherapie angelegt ist.

Bitte beachten: Nehmen Sie gerinnungshemmende Medikamente ein, sollten Sie eine Omega-3-Fettsäuren-Therapie mit Ihrem Therapeuten besprechen beziehungsweise unter therapeutischer Kontrolle durchführen.

Wir empfehlen, die Omega-3-Fettsäuren-Therapie mit der Einnahme von Antioxidantien zu kombinieren.

Therapieempfehlung 1: Monopräparat aus Fischölkonzentrat, zum Beispiel EPA/DHA essentials/Omega-3-Fettsäuren 1000 Milligramm (Pure Encapsulations®)

- **Anwendung:** Nehmen Sie täglich zwei Kapseln mit ausreichend Flüssigkeit jeweils zu einer Mahlzeit ein.

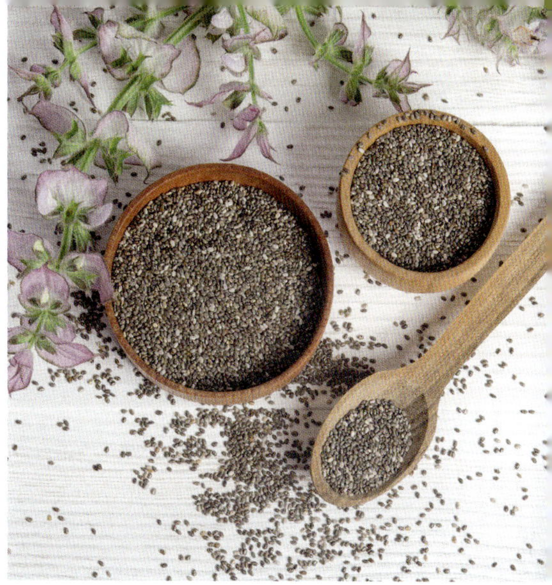

In Chia-Samen sind reichlich Omega-3-Fettsäuren mit »guten« Eicosanoiden enthalten.

Therapieempfehlung 2: Etwas teurer ist EPA/DHA vegetarisch (gleiche Firma) mit rein pflanzlicher Omega-3-Fettsäure aus Algenöl.

- **Anwendung:** Nehmen Sie täglich vier Kapseln mit ausreichend Flüssigkeit jeweils zu einer Mahlzeit ein.

LEBER UND NEBENNIEREN STÄRKEN

Die Leber ist Entgiftungs- und Filterzentrale des Organismus. Das bedeutet, dass fast alle Stoffe, die in den Körper gelangen, auch die Leber passieren. Eine Überlastung der Leber führt zu Leistungsschwäche und Anfälligkeit für Infektionskrankheiten. Sind die Nebennieren erschöpft, können sie nicht mehr ausreichend Cortisol zur Verfügung stellen.

Tipps zur Stärkung dieser Organe lesen Sie in der hinteren Innenklappe.

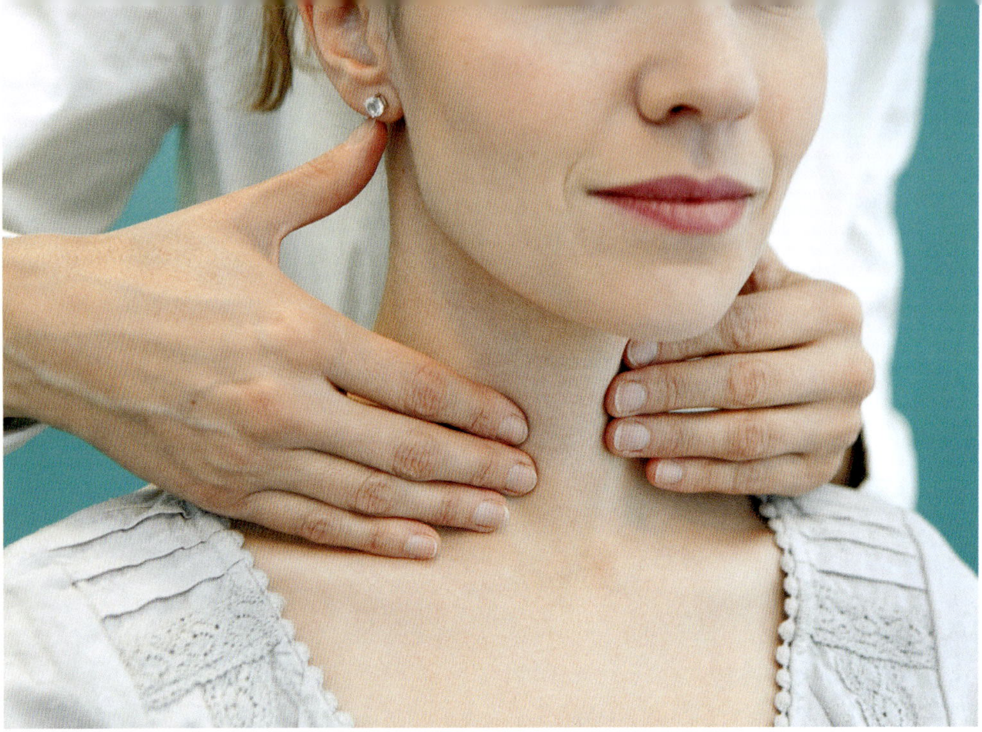

AUTOIMMUNE BESCHWERDEN GEZIELT BEHANDELN

Von einer Ernährungsumstellung, von gezielten Behandlungen zur Stärkung wichtiger Organsysteme wie Darm, Nebennieren oder Leber, aber auch von Anti-Stress-Strategien und regelmäßiger körperlicher Aktivität profitieren praktisch alle Menschen, die an einer Autoimmunerkrankung leiden. In vielen Fällen haben sich zudem therapeutische Maßnahmen bewährt, die an den spezifischen Krankheitserscheinungen der jeweiligen Autoimmunerkrankung ansetzen. Einige Maßnahmen wollen wir Ihnen in diesem Kapitel für die Basedow-Krankheit, Colitis ulcerosa und Morbus Crohn, Hashimoto-Thyreoiditis, Multiple Sklerose, Psoriasis und rheumatoide Arthritis vorstellen. Wir haben uns für diese Erkrankungen entschieden, weil wir mit ihnen in der Praxis am häufigsten zu tun haben.

BEWÄHRTE THERAPIEN ZUR SELBSTBEHANDLUNG

Homöopathie, Phytotherapie mit Urtinkturen und die Mikronährstofftherapie (orthomolekulare Medizin) sind bewährte Maßnahmen der ganzheitlich ausgerichteten Regulationstherapie, die auch für die Selbstbehandlung gut geeignet sind. Sie entfalten ihre Wirksamkeit am besten, wenn sie in das therapeutische Gesamtkonzept eingebettet sind, das wir Ihnen auf den **Seiten 62–73** vorgestellt haben. Bei jeder (Selbst-)Behandlung ist eine gute Selbstbeobachtung gefragt: Lassen die Beschwerden nach? Verschlimmern sie sich? Treten neue Beschwerden auf? Oder rücken Ihnen bereits bekannte Symptome plötzlich verstärkt in den Vordergrund?
Üben Sie sich in Geduld! Wie bei allen auf Umstimmung ausgerichteten Maßnahmen der Regulationstherapie kann es durchaus zwölf Wochen dauern, bis Sie eine deutliche Verbesserung Ihres Gesundheitszustands verspüren – dies gilt umso mehr, wenn die Störungen schon seit Längerem bestehen.

Jeder Mensch reagiert anders

In den meisten Fällen sind die vorgestellten Mittel effektiv und gut verträglich. Allerdings: Jeder Mensch reagiert anders auf die verschiedenen Mittel. Bei dem einen schlagen sie stärker an, bei dem anderen gar nicht. In diesem Fall hilft es wenig – und kann sogar gefährlich sein –, wenn Sie die Dosis einfach erhöhen oder die Behandlung durch die Einnahme von anderen Arzneimitteln ergänzen. Besprechen Sie mit Ihrem Therapeuten, ob die begonnene Behandlung in Ihrem Fall die richtige Wahl ist oder ob es sinnvoller ist, einen anderen Therapieweg einzuschlagen.

BASEDOW-KRANKHEIT (MORBUS BASEDOW)

Die durch die autoimmunbedingten Entzündungsprozesse hervorgerufene Schilddrüsenüberfunktion beschleunigt den gesamten Stoffwechsel. Eine Folge ist ein vermehrter Bedarf an Vitaminen, der meist nicht über die Ernährung allein gedeckt werden kann.

- Typisch ist ein latenter Mangel an Vitamin A und B, weil die Leber infolge der gesteigerten Stoffwechselaktivität chronisch überlastet ist.
- Der Selenspiegel im Blut ist bei den meisten Basedow-Kranken (stark) verringert, deshalb profitieren viele von einer zusätzlichen Selenaufnahme. Zudem kann die gezielte Zufuhr von Selen dabei helfen, dass sich die Schilddrüse auch in ihrer Größe wieder ihrem Normalzustand annähert. Zudem wirkt sich eine Selensubstitution positiv auf eine endokrine Orbitopathie (**siehe Seite 48**) aus.
- Oft ist auch der Vitamin-D-Spiegel erniedrigt, wie mehrere Studien gezeigt haben.
- Die auf der vorderen Innenklappe genannten Vitamine sind vor allem wegen ihrer antioxidativen Wirkung empfehlenswert,

BITTE BEI DER EINNAHME DER VORGESCHLAGENEN MITTEL BEACHTEN!

- Präparate, die wir in diesem Kapitel nennen, sind nur Vorschläge. Es gibt in den meisten Fällen weitere Mittel mit ähnlichen Wirkstoffen von anderen Firmen. Sie alle enthalten ausschließlich hochwertige Extrakte als Reinsubstanzen.
- Lesen Sie den Beipackzettel des von Ihnen gewählten Präparats vor Behandlungsbeginn genau durch, und wenden Sie das Mittel nicht an, wenn gegen einen der Inhaltsstoffe eine Unverträglichkeit oder Allergie besteht.
- Halten Sie zwischen der Einnahme Ihrer Basismedikamente und der Anwendung der Mittel einen zeitlichen Abstand von mindestens 30 Minuten ein.
- Wenn keine Anwendungsempfehlung bei einem Mittel genannt ist, dann nehmen Sie das Mittel nach Packungsbeilage ein.
- Auch wenn viele der genannten Präparate rezeptfrei in der Apotheke erhältlich sind, sollten Sie sich vorab mit Ihrem Therapeuten abstimmen, bevor Sie mit der Anwendung beginnen. Dies gilt umso mehr, wenn Sie planen, mehrere Mittel parallel einzunehmen.
- Zur Einnahme von Homöopathika lesen Sie bitte die Hinweise ab **Seite 66**.

insbesondere wenn gleichzeitig eine endokrine Orbitopathie besteht.

- Häufig geht mit einer Schilddrüsenüberfunktion auch ein verminderter Wert von Coenzym Q10 (CoQ10) im Blutplasma einher. Dieses Coenzym spielt im Energiestoffwechsel der Zellen eine zentrale Rolle. Denn die Substanz ist ein unverzichtbarer Bestandteil der Atmungskette, über die die Mitochondrien, die Kraftwerke der Zellen, Adenosintriphosphat (ATP), den Energieträger der Zellen, produzieren. Vermutlich geht das Defizit an Coenzym Q10 im Rahmen der Basedow-Krankheit auf eine erhöhte Aktivität der Mitochondrien zurück. Darüber hinaus schützt CoQ10 als wichtiges Antioxidans vor zellschädigenden Radikalen.

Wichtig: Coenzym Q10 verbessert die Wirksamkeit von Betablockern und die antioxidative Wirkung von Vitamin E.

Mikronährstofftherapie

Therapieempfehlung zum Ausgleich eines Nährstoffmangels: Kombinationspräparat, zum Beispiel Nutrient 950®E (ohne Jod, Pure Encapsulations®). Das Präparat enthält eine Reihe von Mikronährstoffen, so etwa Vitamin A, Vitamine der B-Gruppe und Vitamin D, aber auch Selen, Zink und Kalzium.

- **Anwendung:** Nehmen Sie zweimal täglich je eine Kapsel mit etwas Wasser zu einer Mahlzeit ein.

Therapieempfehlung zum Ausgleich eines Mangels an Coenzym Q10: Monopräparat, etwa CoQ10 (Pure Encapsulations®).

- **Anwendung:** Zur Verbesserung der Aufnahme sollten Sie Coenzym Q10 – täglich eine Kapsel mit viel Flüssigkeit – immer zu den Mahlzeiten einnehmen.

Therapieempfehlung zum Ausgleich eines Vitamin-D-Mangels: siehe **Seite 38**

Phytotherapie

Therapieempfehlung für die Einnahme von Resveratrol: siehe **Seite 72**

Urtinkturen

Die Urtinktur aus Wolfstrapp *(Lycopus europaeus)* hat sich zur Dämpfung einer überaktiven Schilddrüse bewährt. *Lycopus-europaeus*-Präparate bremsen sehr wirksam die Ausschüttung der Schilddrüsenhormone, indem sie TSH hemmen (antithyreotrope Wirkung). Zudem haben sie einen beruhigenden Effekt und wirken positiv auf vegetativ-nervöse Störungen wie Herzrhythmusstörungen, die mit Angst, Unruhe und Schlaflosigkeit einhergehen.

Therapieempfehlung: Monopräparat, etwa Lycopus europaeus Ø Urtinktur (Ceres)

- **Anwendung:** Zu Beginn nehmen Sie pro Tag dreimal je zwei Tropfen in etwas Wasser ein. Nach einer Woche können Sie die Dosierung auf dreimal je drei Tropfen täglich erhöhen. Falls sich die Beschwerden noch nicht tief greifend genug gebessert haben, können Sie die Dosis ab der vierten Woche auf dreimal je fünf Tropfen pro Tag erhöhen.

Homöopathie

Eine Schilddrüsenüberfunktion ist generell leichter homöopathisch zu behandeln, bevor Thyreostatika zum Einsatz kommen. Wenn Sie bereits mit schulmedizinischen Medikamenten behandelt werden, spricht jedoch nichts dagegen, parallel mit der homöopathischen Therapie zu beginnen. Bei einer Besserung können Sie die Thyreostatika nach Absprache mit dem Arzt langsam ausschleichen. In der akuten Phase der Basedow-Krankheit ist oft eine rasche Reaktion zu erwarten, wenn das homöopathische Mittel gut passt: Häufig bessern sich bereits während der ersten sechs Wochen die Beschwerden. Bis zur völligen Normalisierung der Schilddrüsenfunktion dauert es jedoch oft mehrere Monate.

Wir schlagen eine homöopathische Behandlung mit Globuli in zwei Stufen vor: zunächst ein Mittel für die »Umstimmungstherapie«,

BITTE BEACHTEN!

Eine Behandlung mit Wolfstrapp

- sollte nicht plötzlich unterbrochen werden.
- darf bei einer Unterfunktion der Schilddrüse nicht zur Anwendung kommen.
- ist bei einer sichtbaren Schilddrüsenvergrößerung nicht geeignet.

Besprechen Sie im Zweifelsfall mit Ihrem Therapeuten, ob Sie die Urtinktur einsetzen können.

danach ein anderes Mittel als »Fortsetzungstherapie«.

UMSTIMMUNGSTHERAPIE

Thyreoidinum D30

- Reizbarkeit
- Schwäche und schnelle Ermüdbarkeit
- erhöhte Herzfrequenz (Tachycardie), Herzklopfen
- deutlicher Gewichtsverlust
- Temperaturanstieg (> 37°)
- Schweißneigung
- hervortretende Augäpfel (Exophthalmus)
- **Anwendung:** Nehmen Sie zwei Wochen lang jeden dritten Tag je drei Globuli des Mittels ein.

Thyreoidinum D30 ist auch ein gutes Mittel bei rheumatoider Arthritis und Psoriasis.

FORTSETZUNGSTHERAPIE

Jodum in verschiedenen Potenzen:

- Angstgefühl
- fühlt sich ständig wie zur Eile angetrieben
- ist ruhelos und zappelig
- hat Heißhunger, aber mit deutlichem Gewichtsverlust (Hunger wird durch Essen nur kurz gestillt)
- kann keine Mahlzeit auslassen
- besser an der frischen Luft
- Hitze und warme Räume sind unerträglich
- besser durch leichte, langsame Bewegung
- schmerzhaft vergrößerte Schilddrüse
- heftiges Herzklopfen, Pulsieren bis in die Fingerspitzen

Jodum D15

- **Anwendung:** Nehmen Sie zwei Tage lang jeweils drei Globuli alle vier Stunden ein. Legen Sie die nächsten fünf Tage eine Pause ein. Wechseln Sie dann zu:

Jodum D12

- **Anwendung:** wie Jodum D15

Nach einer erneuten fünftägigen Pause:

Jodum D8

- **Anwendung:** wie Jodum D15

Wieder fünf Tage pausieren und dann abschließend einnehmen:

Jodum D6

- **Anwendung:** wie Jodum D15

ALTERNATIVE FORTSETZUNGSTHERAPIE

Hierfür bieten sich folgende Mittel an:

Ferrum metallicum D6

- ist reizbar und überempfindlich (vor allem bei Lärm)
- möchte allein sein
- verträgt keinen Widerspruch
- blühendes Aussehen (sieht gut aus und fühlt sich schlecht)
- fliegende Hitze (»flush«) mit Röte des Gesichts
- starkes Herzklopfen
- Blutungsneigung, zum Beispiel Nasenbluten bei Belastung
- Pulsieren im ganzen Körper
- Verschlimmerung durch körperliche Anstrengung oder Stillsitzen; fühlt sich am besten beim langsamen Umhergehen

- **Anwendung:** Lassen Sie täglich am Morgen jeweils drei Globuli unter der Zunge zergehen.

Natrium muriaticum C30

Das Mittel wird häufig konstitutionell erfolgreich verordnet, wenn Kummer, Kränkung, Verlusterlebnisse oder enttäuschte Liebe dem Basedow-Schub vorausgegangen sind.

- ist reserviert, kann schwer Gefühle zeigen
- Grübelzwang und dadurch Schlaflosigkeit
- ist sehr gewissenhaft
- Verschlimmerung aller Symptome durch Sonne und Hitze
- häufig Kopfschmerzen
- Verlangen nach Salz
- **Anwendung:** Lassen Sie einmalig drei Globuli im Mund zergehen. Wiederholen Sie die Einnahme nach einer Woche, wenn keine ausreichende Besserung eingetreten ist.

Ernährungsempfehlungen

- Verzichten Sie auf stark jodhaltige Lebensmittel wie jodiertes Speisesalz, Algen, Milch und Milchprodukte aus konventioneller Landwirtschaft. Gleiches gilt für Mineralwasser oder Trinkwasser mit hohem Jodgehalt (bei den Stadtwerken erfragen!).
- Meiden Sie Genussmittel, die eine stimulierende Wirkung haben, allen voran Alkohol (der in den meisten Fällen ohnehin nicht mehr gut vertragen wird, weil er die Leberfunktion beeinträchtigt) sowie Kaffee, schwarzer Tee, Kakao und Cola. Auch Schokolade sollten Sie deshalb nur in geringen Mengen essen.
- Aus dem gleichen Grund, aus dem Patienten mit Hashimoto-Thyreoiditis von goitrogenen, also kropffördernden Nahrungsmitteln (**siehe Seite 92**) abgeraten wird, wird Basedow-Patienten der Verzehr dieser Nahrungsmittel ausdrücklich empfohlen. Der Therapieeffekt ist jedoch eher schwach ausgeprägt.

SALBE AUF REZEPT

Thyreodoron®-Salbe (Weleda) ist ein anthroposophisches Arzneimittel, das sich auch zur Linderung von Symptomen der Basedow-Krankheit bewährt hat. Weil es einige Kontraindikationen gibt – allen voran eine eingeschränkte Nierenfunktion, Blutarmut und andere Blutbildveränderungen, Magen-Darm-Erkrankungen, eine eingeschränkte Herz-Kreislauf-Funktion –, ist die Salbe rezeptpflichtig und sollte daher nur unter therapeutischer Anleitung angewendet werden.

Spricht aus Sicht Ihres Therapeuten nichts gegen den Einsatz der Salbe, empfiehlt es sich, am Abend vor dem Schlafengehen etwa einen ein bis zwei Zentimeter langen Salbenstrang ganz leicht auf die Halspartie über der Schilddrüse aufzutragen.

Zusätzlich hilft

- Sorgen Sie für regelmäßige Entspannung, und bauen Sie gezielt Stress ab.
- Begrenzen Sie den Konsum von »Reizmitteln« wie Fernsehen oder Computerarbeit auf ein Minimum.
- Verzichten Sie auf das Rauchen – auch wenn es schwerfällt! Zahlreiche Studien belegen: Bei Rauchern sind die verschiedenen Therapiemaßnahmen deutlich weniger erfolgreich; zudem wirkt sich regelmäßiges Rauchen speziell auf eine endokrine Orbitopathie (**siehe Seite 48**) ungünstig aus.
- Aufenthalt an der frischen Luft (keine Sonnenbäder!) wirken sich positiv auf den Krankheitsverlauf aus.
- Tragen Sie regelmäßig kühlende Umschläge auf die Schilddrüse auf. Bewährt haben sich zum Beispiel in kaltem Wasser getränkte oder mit gekühltem Quark beschichtete Umschläge.
- Wenn Sie unter einer endokrinen Orbitopathie (**siehe Seite 48**) leiden, sollten Sie nachts den Kopf hoch lagern. Schützen Sie Ihre Augen vor Wind und Sonnenlicht mit einer guten Sonnenbrille.

CHRONISCH-ENTZÜNDLICHE DARMERKRANKUNGEN

Eine vollständige Beschwerdefreiheit lässt sich bei einer chronisch-entzündlichen Darmerkrankung (CED) wie Colitis ulcerosa und Morbus Crohn mit den Maßnahmen der Regulationstherapie allein in der Regel nicht erreichen. Mit einem integrativen Therapiekonzept, das sowohl den leitlinienbasierten Therapieansatz der Schulmedizin als auch ganzheitliche Behandlungsstrategien berücksichtigt, ist es jedoch möglich, die Zahl und Dauer der Schübe zu verringern. Nicht selten kann sogar erreicht werden, dass die Besserung von Dauer ist – und dass dann auch keine Medikamente mehr nötig sind.

Multimodales Behandlungskonzept der Regulationstherapie

Die Regulationstherapie zur Behandlung von chronisch-entzündlichen Darmerkrankungen umfasst verschiedene Maßnahmen, die einzeln oder in Kombination zur Anwendung kommen. Die wichtigsten stellen wir vor.

INDIVIDUELL ABGESTIMMTE ERNÄHRUNGSTHERAPIE

Damit beugen Sie einer Mangelernährung vor beziehungsweise gleichen bereits bestehende Mangelerscheinungen aus. Oft leiden CED-Patienten unter Untergewicht und einem erheblichen Nährstoffmangel – ein Teufelskreis, denn auf diese Weise wird die Abwehrkraft geschwächt und der Darm wird empfänglicher für Schübe. Allerdings gibt es die eine, für alle Patienten mit chronisch-entzündlichen Darmerkrankungen gleichermaßen gültige Ernährungstherapie nicht.
Im akuten Entzündungsschub ist es für alle CED-Patienten wichtig, einer leichten Schon-

kost den Vorzug zu geben und vor allem fett- und ballaststoffarm zu essen. Manchmal können die Patienten aber leider kaum oder gar nichts mehr essen, sodass sie vorübergehend über eine Magensonde oder per Infusion ernährt werden müssen.

In der schubfreien Phase sollten Sie dem Grundsatz folgen: Essen, was Ihnen bekommt – und dies so gesund und ausgewogen wie möglich (**siehe Rezepte ab Seite 122**). Dabei hat sich gezeigt, dass viele CED-Patienten in der schubfreien Phase von einer vegetarischen beziehungsweise fleischarmen (Arachidonsäure!) Vollwertkost mit viel Obst, Gemüse und Vollkornprodukten, aber auch von einem konsequenten Verzicht auf raffinierten Zucker profitieren. Der oft erteilte Ratschlag, bestimmte Obstsorten wie Zitrusfrüchte, Gemüsesorten wie Kohl und Zwiebeln und generell Ballaststoffe oder Gluten zu meiden, scheint dagegen längst nicht für alle Betroffenen von Nutzen zu sein. Hier ist eine genaue Selbstbeobachtung gefragt. So kann es zum Beispiel sein, dass glutenhaltige Nahrungsmittel im Prinzip gut vertragen werden, der Verzehr von (glutenhaltigem) Weizen jedoch Probleme bereitet. Es ist aber auch möglich, dass Getreideprodukte gar keine negativen Auswirkungen haben – egal, ob sie Gluten enthalten oder nicht. Dann ist es auch nicht nötig, Verzicht zu üben. Gleiches gilt für den Genuss von Rohkost: Bei manchen reagiert der Darm auf Rohkost sofort mit Beschwerden, wohingegen andere bedenkenlos regelmäßig frisches, nicht gegartes Gemüse essen und sich damit wohlfühlen.

TEST AUF NAHRUNGSMITTEL-UNVERTRÄGLICHKEITEN

So gut wie jeder CED-Patient leidet unter mindestens einer individuellen Nahrungsmittel-Unverträglichkeit. Diese Unverträglichkeit kann von Dauer sein oder nur phasenweise auftreten, sie kann einen bestimmten Nahrungsbestandteil oder eine ganze Gruppe von Lebensmitteln betreffen. Und manchmal entscheidet auch die Zubereitungsart darüber, ob etwas gut oder nicht vertragen wird. Oft besteht eine Unverträglichkeit gegenüber Kuhmilch (meist infolge einer Laktose-Intoleranz). Die Toleranzgrenze ist jedoch nicht bei allen gleich: Manchmal genügt es, nur die Milch wegzulassen, andere müssen generell auf Milchprodukte verzichten – auch auf die Nahrungsmittel, die wie zum Beispiel Hartkäse oder Schimmelkäse relativ wenig Milchzucker (Laktose) enthalten.

Unverträglichkeiten aufzuspüren (zum Beispiel mithilfe der Bioresonanztestung) und den ermittelten Nahrungsbestandteil dann konsequent zu meiden gehört zu den wichtigsten Ernährungsprinzipien bei einer chronisch-entzündlichen Darmerkrankung.

Allerdings ist es nicht immer einfach, ohne fachkundige Hilfe die individuell passende Ernährungsweise zu finden, um beschwerdefrei zu bleiben. Unser Rat: Nehmen Sie eine fundierte Ernährungsberatung in Anspruch, die Sie darin unterstützt, Ihre Ernährung so umzustellen, dass sie Ihnen auf der einen Seite schmeckt und gut verträglich ist und die andererseits optimal Ihren Energiebedarf deckt, aber auch effektiv möglichen Mangelerscheinungen entgegenwirkt.

Mikronährstofftherapie

Zu einer chronisch-entzündlichen Darmerkrankung gehört fast immer, dass der Körper zumindest phasenweise nicht ausreichend mit Nährstoffen versorgt wird. Dies gilt vor allem für Morbus Crohn. Bei Colitis ulcerosa, bei der vor allem der Dickdarm von den entzündlichen Veränderungen betroffen ist, treten Mangelerscheinungen etwas seltener beziehungsweise weniger ausgeprägt auf.
Ein Grund für den Nährstoffmangel können die Ernährungsgewohnheiten sein: Weil der Appetit fehlt oder aus Angst, dass bestimmte Lebensmittel Beschwerden auslösen, essen die Betroffenen nicht genug oder zu einseitig, sodass wichtige Nährstoffe nicht oder nicht ausreichend aufgenommen werden. Noch häufiger ist die Erkrankung selbst für eine verminderte Nährstoffaufnahme verantwortlich, etwa weil in einer akut entzündlichen Phase der Transport oder die Verwertung der Nährstoffe erheblich gestört sind oder weil Energie und Nährstoffe infolge der Durchfälle oder des Erbrechens verloren gehen. Andererseits ist der Nährstoffbedarf infolge der Entzündungsprozesse besonders hoch, was die Situation zusätzlich verschärfen kann. Neben einer individuell abgestimmten Ernährungstherapie, die zu einer langfristigen Verbesserung von Mangelerscheinungen beiträgt, ist es meist unumgänglich, einen aku-

UNVERTRÄGLICHE NAHRUNGSMITTEL – NOTIEREN SIE, WAS SIE ESSEN

Eine sehr gute Hilfe bei der Festlegung der für Sie individuell passenden Ernährung ist das Führen eines Ernährungsprotokolls:

- Notieren Sie einen Monat lang, was Sie täglich wann (zu welcher Uhrzeit) und in welcher Kombination essen und trinken.
- Ergänzen Sie Ihre Notizen mit Kommentaren zur Verträglichkeit (etwa Bauchschmerzen, Blähungen, Beschaffenheit des Stuhls, Häufigkeit des Stuhlgangs oder auch: keine Beschwerden) und wann die Symptome nach Beendigung der Mahlzeit eingesetzt haben.
- Auf diese Weise finden Sie schon bald heraus, was Ihnen gut oder weniger gut bekommt. Die Nahrungsmittel oder Zubereitungsarten, auf die Sie mit Beschwerden reagiert haben, sollten Sie künftig konsequent meiden.

Da sich die eine oder andere Unverträglichkeit mit der Zeit auch wieder bessern kann, bietet es sich gegebenenfalls an, einige Wochen später erneut mit den Aufzeichnungen zu beginnen und zu prüfen, ob Ihre Erkenntnisse weiterhin gelten oder ob Ihre Ernährung nun vielleicht etwas modifiziert werden kann.

ten Nährstoffmangel durch eine konsequente Substitutionstherapie auszugleichen.
Besonders häufig leiden CED-Patienten unter einem Mangel an Eisen (Eisenmangelanämie) und an den Vitaminen A, D, B_5, B_6 und B_{12}. Zudem stehen dem Körper oft zu wenig Kalzium, Kupfer, Zink, Folsäure und L-Glutamin zur Verfügung.
Von allen Aminosäuren kommt L-Glutamin am häufigsten im Körper vor. Obwohl der Organismus die Aminosäure selbst herzustellen vermag, kann es passieren, dass der Verbrauch an L-Glutamin die Bereitstellung so stark überschreitet, dass ein Defizit entsteht. L-Glutamin erfüllt eine Reihe von wichtigen Funktionen bei zahlreichen Stoffwechselvorgängen; für Patienten mit einer Colitis ulcerosa oder einem Morbus Crohn ist besonders bedeutsam, dass die Aminosäure unter anderem auch eine wichtige Energiequelle für die Körperzellen ist. Vor allem Zellen mit hohen Teilungsraten, zu denen auch die Zellen des Immunsystems und die Zellen der Darmschleimhaut gehören, sind auf eine ausreichende Versorgung mit L-Glutamin angewiesen. Mehrere aktuelle Untersuchungen legen nahe, dass sich mithilfe von L-Glutamin sowohl die Barrierefunktion (**siehe Seite 31**) als auch die Immunaktivität des Darms verbessern lassen. Dementsprechend ist die Aminosäure nicht nur für die Behandlung eines Leaky-Gut-Syndroms, sondern auch als Begleittherapie einer chronisch-entzündlichen Darmerkrankung unverzichtbar.

Therapieempfehlung: Kombinationspräparat, zum Beispiel MucosaPlex® (Nicapur). MucosaPlex® enthält neben einem hohen Anteil an L-Glutamin auch viele andere wichtige Mikronährstoffe wie Zink, Vitamin B_5 (Pantothensäure), Vitamin C, Natriumselenit, Beta-Carotin (eine Vorstufe von Vitamin A), außerdem Pflanzenextrakte aus Grünem Tee oder Kamille. Es hat sich als wirksame, unterstützende Maßnahme zur Regeneration einer entzündeten Darmschleimhaut bei chronisch-entzündlichen Darmerkrankungen bewährt.

- **Anwendung:** Nehmen Sie dreimal täglich je eine Kapsel zu einer Mahlzeit mit viel Flüssigkeit ein.

Probiotische Therapie

Studien zufolge profitieren Colitis-ulcerosa-Patienten von einer probiotischen Therapie, für Morbus Crohn stehen eindeutige Ergebnisse noch aus.
Therapieempfehlung: Probiotische Therapie als Kur, etwa mit Probiotik® pur (Nutriimmun®, 90 Tagesbeutel); das Präparat enthält die auch in der Darmflora vorkommenden Laktobazillen und Bifidobakterien.

- **Anwendung:** Rühren Sie den Beutelinhalt morgens in etwa 100 Milliliter Wasser ein, und trinken Sie die Lösung auf nüchternen Magen 15 Minuten vor dem Frühstück.

Therapieempfehlung: Bei einer Entzündung des Dickdarms (Colitis ulcerosa) kann in der schubfreien Zeit zusätzlich auch Mutaflor® (Ardeypharm) eingenommen werden. Mutaflor®

enthält den besonderen Stamm Nissle 1917 von *Escherichia coli* und wirkt im Dickdarm entzündungshemmend und gegen krankheitserregende Mikroorganismen. Zudem stabilisieren die Bakterien die Darmbarriere und stärken das Immunsystem.

- **Anwendung:** Vom ersten bis vierten Tag nehmen Sie je eine Kapsel pro Tag, danach je zwei Kapseln pro Tag dauerhaft in der Remissionsphase einer Colitis ulcerosa ein. Diese Standarddosis sollte zu einer Mahlzeit, möglichst zum Frühstück, unzerkaut mit ausreichend Flüssigkeit eingenommen werden. Treten Blähungen auf, können Sie die Dosis auch gleichmäßig über den Tag verteilt zu den Mahlzeiten einnehmen.

Phytotherapie

Myrrhe, Kamille und Kaffeekohle können als standardisierte Kombination die medikamentöse Behandlung speziell zur Linderung der Symptome einer Colitis ulcerosa sinnvoll ergänzen. Wegen ihrer guten Verträglichkeit ist die pflanzliche Arznei auch zur Langzeitbehandlung geeignet.
Therapieempfehlung: Kombinationspräparat, zum Beispiel Myrrhinil-Intest® (Repha®)

- **Anwendung:** Nehmen Sie dreimal täglich je vier Tabletten mit ausreichend Wasser vor den Mahlzeiten ein.

Curcumin ist der Hauptwirkstoff der Wurzel von Kurkuma, auch Indische Gelbwurz *(Curcuma longa)* genannt. Curcuminextrakte nehmen unter anderem Einfluss auf den Arachidonsäurestoffwechsel und können so die Produktion entzündungsfördernder Botenstoffe hemmen. Dieser positive Effekt war speziell bei chronisch-entzündlichen Darmerkrankungen und entzündlichen Gelenkerkrankungen nachweisbar.
Therapieempfehlung: Kombinationspräparat, zum Beispiel Curcumin mit Bioperine® (Pure Encapsulations®). In diesem Präparat wird Curcumin mit einem Extrakt aus schwarzem Pfeffer kombiniert, der einen hohen Anteil des Pflanzenstoffs Piperin enthält. Piperin erhöht die Bioverfügbarkeit von Curcumin.

- **Anwendung:** Nehmen Sie eine Kapsel pro Tag mit ausreichend Flüssigkeit nach dem Mittagessen ein.

Achtung: Bei Gallensteinen sollten Sie auf die Einnahme von Curcumin verzichten.

Weihrauch hat sich bei leichteren Krankheitsverläufen als Begleitbehandlung zur medikamentösen Basistherapie bewährt, um Schüben vorzubeugen.
Studien zeigen, dass die im Weihrauchextrakt enthaltenen Boswelliasäuren direkt in die Entzündungsreaktion eingreifen, indem sie bestimmte Enzyme hemmen und so die Bildung von einigen Entzündungsbotenstoffen unterbinden. Diese entzündungshemmende Wirkung ist inzwischen auch bei rheumatoider Arthritis und Multipler Sklerose belegt. Besonders wirksam ist der Extrakt des Indischen Weihrauchs *(Boswellia serrata)*.

Therapieempfehlung: Monopräparat, etwa Weihrauch – Boswellia-Extrakt (Pure Encapsulations®), der Reinsubstanzen des Indischen Weihrauchs enthält.

- **Anwendung:** Die empfohlene Tagesdosis für chronisch-entzündliche Darmerkrankungen liegt bei 1 000 Milligramm pro Tag. Nehmen Sie dreimal täglich je eine Kapsel (à 400 Milligramm) zwischen den Mahlzeiten mit viel Flüssigkeit ein.

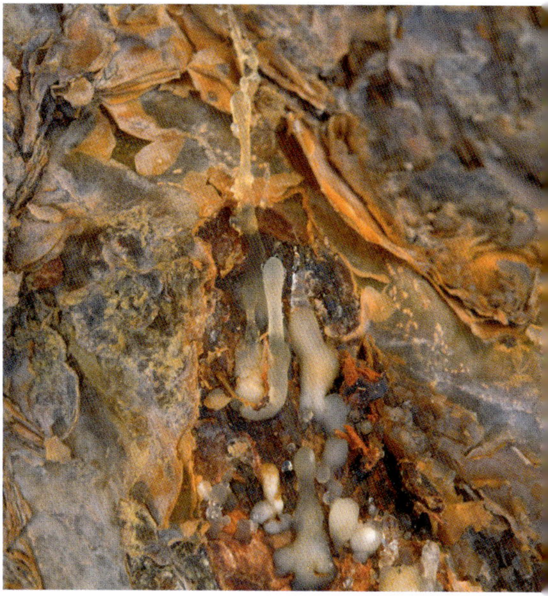

Substanzen im Harz des Indischen Weihrauchs helfen bei chronisch-entzündlichen Darmerkrankungen.

Urtinkturen

Bei Durchfall und Bauchschmerzen haben sich die Tinkturen von Salbei und Kamille besonders bewährt. Wir empfehlen, erst mit Salbei zu beginnen und dann auf Kamille zu wechseln, wenn nach drei Wochen keine zufriedenstellende Wirkung eingetreten ist.

Urtinktur aus Salbei *(Salvia officinalis)* wirkt vor allem entzündungshemmend und bietet sich als Begleitmaßnahme zur Linderung von Blähungen und Durchfall sowie bei Entzündungen der Darmschleimhaut an.
Therapieempfehlung: Monopräparat, zum Beispiel Salvia Ø Urtinktur (Ceres)

- **Anwendung:** Nehmen Sie dreimal täglich je drei Tropfen der Urtinktur in etwas Wasser ein.

Achtung: Während der Schwangerschaft darf das Mittel nicht eingenommen werden!

Urtinktur aus Kamille *(Chamomilla matricaria)* hat sich als Begleitmaßnahme bei chronisch-entzündlichen Darmerkrankungen bewährt. Kamille gehört zu den am besten erforschten Heilpflanzen, ihre entzündungshemmenden, krampflösenden und generell beruhigenden Eigenschaften auf den Verdauungstrakt sind wissenschaftlich belegt.
Therapieempfehlung: Monopräparat, zum Beispiel Chamomilla Ø Urtinktur (Ceres); das Präparat hat sich besonders bei Entzündungen, Schmerzen und Krämpfen der Verdauungsorgane bewährt.

- **Anwendung:** Nehmen Sie dreimal täglich je drei Tropfen der Urtinktur in etwas Wasser ein.

Homöopathie

Arsenicum album Q6 (Dilution)

- große Angst und Ruhelosigkeit
- ist gewissenhaft, möchte alles 150-prozentig machen und überfordert sich dabei
- möchte alles unter Kontrolle haben
- große Verzweiflung
- ausgeprägtes Kälteempfinden, friert immer
- große Schwäche
- Verschlimmerung durch kalte Getränke
- viel Durst mit häufigem Verlangen nach warmen Getränken, die mit kleinen Schlucken getrunken werden
- **Anwendung:** Nehmen Sie täglich morgens drei Tropfen der Dilution (zum Beispiel von Gudjons) auf einen Teelöffel Wasser ein, bis die Beschwerden abklingen; vorab die Flasche kräftig schütteln.

Podophyllum C12 (Globuli)

- viel Gurgeln und Geräusche vor dem Stuhlgang
- Schwäche oder Ohnmacht durch Durchfall oder nach dem Stuhlgang
- reichlich Durchfall spritzt explosionsartig heraus mit viel Windabgang
- Verschlimmerung in den frühen Morgenstunden zwischen 4 und 5 Uhr
- häufig Colitis ulcerosa in Verbindung mit Rheumatismus
- **Anwendung:** Am ersten Tag nehmen Sie drei Globuli ein. Vom nächsten Tag an lösen Sie täglich drei Globuli in einem Glas Wasser auf und nehmen davon über den Tag verteilt dreimal je zwei Teelöffel ein. Führen Sie die Behandlung bis zum Abklingen der Beschwerden fort.

Aloe (socotrina) C12 (Globuli)

- ist unzufrieden (mit sich) und übellaunig
- unfreiwilliger Stuhlabgang, vor allem bei Blähungen; muss sich konzentrieren, um unfreiwilligen Stuhlabgang zu vermeiden
- Unsicherheitsgefühl im Anus
- Hämorrhoiden
- Durchfall treibt morgens gegen 5 Uhr aus dem Bett – muss sich beeilen
- schleimige Stühle oder Stuhl, vermischt mit geleeartigen Klumpen
- **Anwendung:** wie Podophyllum C12 **(siehe links)**

Zusätzlich hilft

- Gönnen Sie sich im akuten Schub ausreichend (Bett-)Ruhe und vermeiden Sie alles, was Sie körperlich anstrengen könnte.
- Hören Sie auf zu rauchen! Aktuellen Studien zufolge begünstigt Rauchen nicht nur Schübe, sondern erhöht auch das Darmkrebs-Risiko von Patienten mit einer langjährigen chronisch-entzündlichen Darmerkrankung noch einmal deutlich.

HASHIMOTO-THYREOIDITIS

Die schulmedizinische Therapie sieht für Menschen, die unter einer Hashimoto-Thyreoiditis leiden, lediglich einen medikamentösen Ausgleich des Hormondefizits vor, das durch die Unterfunktion der Schilddrüse entsteht. In Wahrheit ist die Erkrankung jedoch wesentlich komplexer: Bei vielen Beschwerden sind auch andere Organsysteme in das Krankheitsgeschehen involviert. Tatsächlich leiden Hashimoto-Patienten oft auch an einer Nebennierenschwäche (**siehe Seite 28**), einem Leaky-Gut-Syndrom (**siehe Seite 31**) und/oder an einer Östrogendominanz bei gleichzeitigem relativem Progesteronmangel (**siehe Seite 22**).

Für eine nachhaltige Linderung der Beschwerden ist es daher notwendig, je nach individuellem diagnostischem Befund weitere gezielte Maßnahmen wie zum Beispiel eine Darmsanierung (**siehe Seite 65**) oder einen Ausgleich des Nährstoffmangels (**siehe Seite 88**) beziehungsweise des Progesteronmangels in die Behandlung mit einzubeziehen. Je nachdem, welche Symptome besonders im Vordergrund stehen, bietet sich zusätzlich eine homöopathische Behandlung an (**siehe Seite 90**).

Therapie in Stufen

Die im Folgenden aufgeführten Therapievorschläge umfassen eine Basistherapie und ergänzende Therapiemaßnahmen. Während die Basistherapie für alle Hashimoto-Patienten sinnvoll ist, richten sich die ergänzenden Therapiemaßnahmen vor allem danach, welche Beschwerden bei Ihnen individuell im Vordergrund stehen.

BASISTHERAPIE

Für alle Patienten mit einer Hashimoto-Thyreoiditis schlagen wir eine Substitutionstherapie mit den Nährstoffen Selen und L-Tyrosin sowie als gezielte antientzündliche Maßnahme die Einnahme des sekundären Pflanzenstoffes Resveratrol (**siehe Seite 71**) vor. Ebenso sollte gezielt ein – vorab diagnostizierter – Mangel an Eisen (**siehe Seite 69**), Vitamin B_{12} und/oder Vitamin D (**siehe Seite 38**) ausgeglichen werden.

Die genannten Behandlungen sollten Sie kurmäßig drei Monate lang durchführen. Eine Kontrolluntersuchung zeigt, ob die Substitutionstherapie erfolgreich war oder ob sie gegebenenfalls fortgeführt werden muss.

ERGÄNZENDE THERAPIE

Je nach diagnostischem Befund müssen gezielt die Organe – allen voran Darm, Nebennieren, Leber – behandelt werden, wenn die Untersuchung eine Störung aufgedeckt hat.

- Mit Homöopathika können gezielt Symptome gelindert oder die Ursache der Erkrankung behandelt werden.
- Pflanzliche Adaptogene sind vor allem dann eine Option, wenn Stress eine starke Rolle spielt. Adaptogene sind biologisch aktive Pflanzenstoffe, die den Organismus darin unterstützen, sich körperlichen und emotionalen Stresssituationen anzupassen. Zudem helfen sie, die Nebennierenfunktion zu stabilisieren. Adaptogene machen nicht nur stressresistenter, sondern steigern

auch die Konzentrationsfähigkeit und lindern mentale Erschöpfung.

Mikronährstofftherapie

Viele Hashimoto-Kranke leiden unter einem Nährstoffmangel, der sich meist auch im Blut nachweisen lässt. Dadurch kann – neben anderen Störungen im Organismus – die Verwertung der Schilddrüsenhormone zusätzlich erschwert werden. Und oft ruft ein Nährstoffdefizit ganz ähnliche Beschwerden hervor, wie sie auch für eine Schilddrüsenunterfunktion typisch sind. Am häufigsten ist ein Defizit an Selen, Eisen, Vitamin D und an den Vitaminen der B-Gruppe. Häufig ist auch der Bedarf an der Aminosäure L-Tyrosin erhöht.

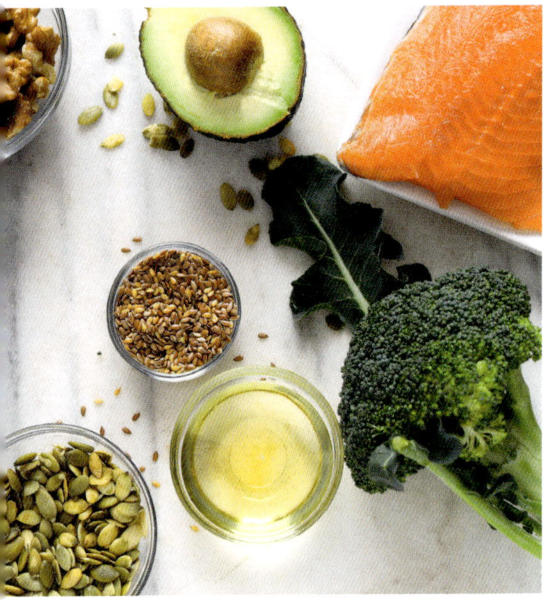

Selen ist für die Schilddrüse wichtig. Reichlich Selen enthalten Fisch, Samen oder grünes Gemüse.

Selen ist für die Schilddrüse unverzichtbar, denn es ist Bestandteil der Enzyme, die wesentlich an der Hormonbildung und Umwandlung von T4 in T3 beteiligt sind (Glutathionperoxidasen, Thioredoxinreduktasen, Deiodasen). Zudem schützt Selen als wichtiges Antioxidans die Schilddrüse vor Schäden durch aggressive freie Sauerstoffradikale, die entstehen, wenn die Schilddrüse Jod zur Produktion ihrer Hormone nutzt. Bei Selenmangel werden die Sauerstoffradikale nicht mehr abgefangen – die natürliche Entgiftung der Schilddrüse kommt zum Erliegen. Nun greifen die Sauerstoffradikale die Schilddrüse an, setzen Entzündungen in Gang und heizen so die Autoimmunprozesse weiter an. Aber auch die übrigen Körperzellen und -gewebe werden bei Selenmangel nicht mehr ausreichend vor oxidativen Schäden geschützt. Ebenso leidet die Aktivität des Immunsystems, insbesondere der T-Zellen und natürlichen Killerzellen, unter einem Selenmangel. Inzwischen konnten diverse Studien bestätigen, dass Selen den Verlauf einer Hashimoto-Thyreoiditis günstig beeinflussen und die Erkrankung sogar zum Stillstand bringen kann. Danach können die TPO-Antikörper (**siehe Seite 50**) signifikant gesenkt werden, wenn drei Monate lang 200 Mikrogramm Natriumselenit eingenommen wird. Deshalb verordnen viele Therapeuten ihren Patienten heute zu Behandlungsbeginn zusätzlich zur Einnahme von Schilddrüsenhormonen eine zwei- bis dreimonatige Selensubstitution. Zudem kann es vorkommen, dass der Therapeut im Einzelfall eine längere Behandlungsdauer für sinnvoll hält.

Therapieempfehlung zum Ausgleich eines Selenmangels: Monopräparat wie Selenase® 200 (Biosyn) in Tablettenform, das Natriumselenit in Reinsubstanz enthält, oder Selen Complex (Pure Encapsulations®) in Kapselform. Selen Complex enthält organisch gebundenes Selen (Selenmethionin) und anorganisches Selen (Natriumselenit). So werden die Vorteile der beiden Substanzen effektiv miteinander kombiniert.

- **Anwendung** für beide Präparate: Nehmen Sie täglich eine Tablette/Kapsel mit etwas Wasser ein.

Achtung: Auf keinen Fall höher dosieren, denn andernfalls sind Nebenwirkungen wie Leberschäden möglich!

Eisen ist ein Bestandteil des Enzyms Thyreoperoxidase (TPO), das die Umwandlung von T4 in T3 ankurbelt. Ist zu wenig Eisen vorhanden, sinken die T4- und T3-Werte. Zudem nehmen die Hashimoto-bedingten Entzündungsschübe zu. Deshalb ist es wichtig, dass Sie regelmäßig Ihre Werte kontrollieren lassen und bei einem Mangel konsequent gegensteuern.

Therapieempfehlung zum Ausgleich eines Eisenmangels: siehe **Seite 69**

Zwischen der Mitteleinnahme und der Einnahme von L-Thyroxin (sowie von Magnesium und Selen) sollte ein zeitlicher Abstand von mindestens zwei Stunden liegen.

L-Tyrosin ist eine semi-essenzielle Aminosäure, das heißt, der Körper kann sie selbst herstellen. Es kommt jedoch vor, dass die körpereigene Produktion nicht ausreicht, um den Bedarf zu decken. Dies ist für Hashimoto-Patienten besonders ungünstig, denn die Aminosäure ist auch ein Ausgangsstoff für Thyroxin und damit für die Hormone T4 und T3. Ein Mangel an L-Tyrosin bewirkt deshalb immer eine eingeschränkte Schilddrüsenleistung – das gilt auch für schilddrüsengesunde Menschen.

Zudem ist L-Tyrosin für die Biosynthese der Nebennieren-Hormone Adrenalin und Noradrenalin eine wichtige Vorläufersubstanz. Wenn die Nebennieren diese »Stresshormone« über einen längeren Zeitraum vermehrt herstellen mussten, können sich die L-Tyrosin-Reserven erschöpfen. Und schließlich ist L-Tyrosin wichtig für die Herstellung des Neurotransmitters Dopamin, der auch als »Glücksbotenstoff« bezeichnet wird. Fehlt L-Tyrosin, sind deshalb depressive Verstimmungen, Müdigkeit, Abgeschlagenheit und Konzentrationsprobleme die Folgen.

Therapieempfehlung zum Ausgleich eines L-Tyrosin-Mangels: Monopräparat, zum Beispiel L-Tyrosin (Pure Encapsulations®) in Kapselform

- **Anwendung:** Nehmen Sie täglich eine Kapsel mit mindestens 30 Minuten Abstand zu einer Mahlzeit ein.

Achtung: Bei einer (vorübergehenden) Schilddrüsenüberfunktion oder bei gleichzeitiger Einnahme von MAO-Hemmern zur Linderung einer Depression dürfen Sie das Mittel auf keinen Fall anwenden!

Vitamin-B_{12}: Viele Hashimoto-Patienten haben einen Mangel an diesem Vitamin, insbesondere wenn sie gleichzeitig unter Verdauungsproblemen (**Leaky-Gut-Syndrom, siehe Seite 31**) leiden. Vitamin B_{12} gehört zu den essenziellen Vitaminen. Das heißt, dem Körper muss es mit der Nahrung zugeführt werden, er kann es nicht selbst herstellen.
Liegt ein Mangel vor, kann eine Vielzahl von Symptomen auftreten. Dazu gehört auch eine Störung des Energiestoffwechsels, die sich unter anderem in Müdigkeit, gestörtem Schlaf-wach-Rhythmus, Erschöpfung und Konzentrationsschwierigkeiten äußert – also Beschwerden, mit denen Hashimoto-Kranke besonders oft zu kämpfen haben. Die regelmäßige Einnahme von Vitamin B_{12} normalisiert den Energiestoffwechsel und hat somit auch eine belebende Wirkung. Zudem unterstützt das Vitamin die Blutbildung, die Funktion des Immunsystems und des Nervensystems und hier vor allem die Synthese von Myelin (isolierende Hülle der Nervenfasern von Gehirn und Rückenmark). Vitamin B_{12} steckt zum Beispiel in Milch oder Fisch.

Therapieempfehlung zum Ausgleich des Vitamin-B_{12}-Mangels: Monopräparat, zum Beispiel Vitamin B_{12} liquid (Pure Encapsulations®)

- **Anwendung:** Geben Sie täglich eine halbe Pipette (0,5 Milliliter) nüchtern in den Mund und belassen Sie die Flüssigkeit einige Zeit dort, bevor Sie sie schlucken. Diese Menge enthält 500 Mikrogramm Methylcobalamin, die biologisch wirksame Form von Vitamin B_{12}, die besser und schneller aufgenommen wird als das synthetische, biologisch inaktive Vitamin B_{12} (Cyanocobalamin). Die flüssige Darreichung erhöht diesen positiven Effekt zusätzlich, weil die Flüssigkeit schon über die Mundschleimhaut aufgenommen wird. Wichtig ist, das Präparat kühl zu lagern.

Therapieempfehlung zum Ausgleich eines Vitamin-D-Mangels: siehe **Seite 38**

Homöopathie

Folgende Anwendungsempfehlung gilt für alle aufgeführten Mittel: Nehmen Sie eine Woche lang jeden Morgen drei Globuli ein. Warten Sie eine Woche ab, wiederholen Sie die Behandlung bei Bedarf.

Nux moschata D30

- überwältigende Anfälle von Schläfrigkeit plötzlich und in Verbindung mit Schwindel
- unregelmäßige Menstruation
- rheumatoide, ziehende Schmerzen in den Gliedern

- Muskelschwäche schon nach geringster Anstrengung – meint, sich immer hinlegen zu müssen
- trockene, kühle Haut
- Frösteln und Kälte
- Mundtrockenheit ohne Durst
- starke Blähungen und Aufgeblähtsein

Calcium carbonicum D6

- hat sich bis zur völligen Erschöpfung überarbeitet
- großes Pflicht- und Verantwortungsgefühl
- Schwäche, sodass zum Beispiel das Treppensteigen Mühe bereitet
- teigige, verquollene Haut
- in der Nacht oft Schweiß am Kopf
- viele Ängste und Befürchtungen (zum Beispiel vor Mäusen, Bienen, Höhenangst, die Befürchtung, verrückt zu werden)
- starke Erkältungsneigung
- allgemeine Kälte, vor allem die Füße sind kalt und oft schweißig
- Nägel sind deformiert und brechen leicht oder schälen sich
- häufig Verstopfung ohne Drang
- großes Verlangen nach Süßigkeiten
- rasche Gewichtszunahme

Aurum metallicum D4

Typisch für Aurum ist seine anregende Wirkung auf alle endokrin aktiven Organsysteme des Körpers (= Drüsen, die Hormone in den Körper abgeben, etwa Hypophyse, Schilddrüse, Nebenschilddrüse, Nebennieren).

- übergroßes Pflichtgefühl, übernimmt sich mit seiner Arbeitswut
- depressive, melancholische Stimmung nach Schicksalsschlägen (wie enttäuschte Liebe, Verlust eines geliebten Menschen)

Tetrajodthyronin (T4) D4 / Trijodthyronin (T3) D4 / Glandulae thyreoideae D8

Die drei Mittel regen den Schilddrüsenstoffwechsel an. Eine wichtige Voraussetzung für den therapeutischen Effekt ist, dass das Schilddrüsengewebe noch funktionstüchtig ist; dies lässt sich mithilfe einer Ultraschalluntersuchung ermitteln, bei der Volumen und Gewebe der Schilddrüse (Parenchym) begutachtet werden können.

- **Anwendung:** Die Mittel (erhältlich zum Beispiel in der Klösterl-Apotheke, München) können initial für einen Monat im täglichen Wechsel als Einzelmittel eingenommen werden. Lassen Sie jeweils drei Globuli morgens unter der Zunge zergehen.

Phytotherapie

Die **Rosenwurz** *(Rhodiola rosea)* ist ein pflanzliches Adaptogen **(siehe Seite 87)** mit guter Anti-Stress-Wirkung. Sie verbessert die Anpassungsfähigkeit des Organismus an außergewöhnliche Belastungen und erhöht die natürliche Widerstandsfähigkeit. Der Extrakt der Rosenwurz wird schon seit Jahrhunderten in Russland und Skandinavien naturheilkundlich genutzt. Bewährt hat er sich als Begleittherapie bei Angststörungen und Depressionen sowie zur Förderung der kognitiven und physischen Leistungsfähigkeit, insbesondere in Stresssituationen.

Therapieempfehlung: Monopräparat wie Rhodiola Rosea (Pure Encapsulations®)

- **Anwendung:** Nehmen Sie eine Kapsel pro Tag zwischen den Mahlzeiten ein.

Ernährungsempfehlungen

Jod: Zu viel Jod kann den Verlauf der Erkrankung ungünstig beeinflussen. Vor allem Hashimoto-Patienten, die überempfindlich auf Jod reagieren (sogar auf den im L-Thyroxin enthaltenen Jodanteil), sollten ihre tägliche Jodaufnahme auf ein Minimum begrenzen. Richtig ist allerdings auch: Ganz ohne Jod können weder Ihre Schilddrüse noch Ihr Immunsystem ihre vielfältigen Aufgaben erfüllen. Deshalb sollten Sie darauf achten, 100 bis 200 Mikrogramm Jod am Tag aufzunehmen (**Jodmenge in Nahrungsmitteln, siehe Seite 140**).

Gute Jodlieferanten sind zum Beispiel Seefisch, Eier, Milch und Milchprodukte.

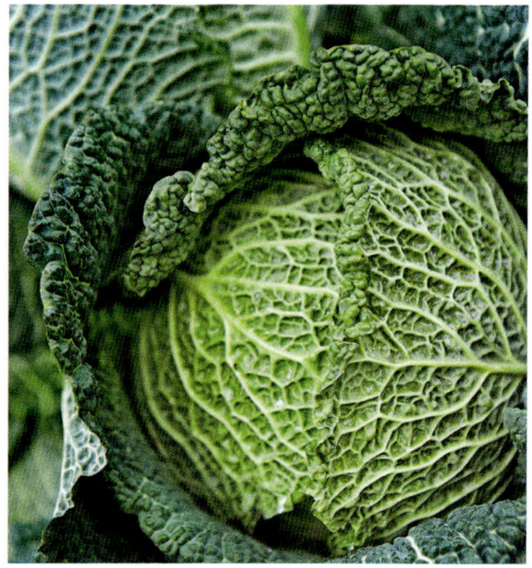

Viele Kohlsorten enthalten Substanzen, die die Jodaufnahme in die Schilddrüse behindern.

Goitrogene (von englisch »goiter« für Kropf) sind Stoffe mit kropffördernder Wirkung. Goitrogene werden im Körper zu Substanzen (Thiocyanate) umgebaut, die die Jodaufnahme in die Schilddrüse behindern. Dadurch wird der Einbau von Jod in Tyrosin und damit die Produktion von Schilddrüsenhormonen blockiert. Als Folge vergrößert sich die Schilddrüse. Vor allem die in vielen Kohlarten enthaltenen Senfölglykoside gelten als problematisch; Gleiches gilt für Brunnen- und Kapuzinerkresse, Radieschen, Steckrüben, Meerrettich und Senf. Weil sie viel cyanogene Glykoside enthalten, ist auch von Hirse und Bittermandeln abzuraten. Ungünstig scheinen zudem Pinienkerne, Sojaprodukte, Mais, Zwiebeln, Knoblauch und anderes Lauchgemüse zu sein. Ob ein völliger Verzicht auf goitrogene Lebensmittel notwendig ist, wird kontrovers diskutiert. Kritiker verweisen darauf, dass schon eine kaum erreichbar große Menge verzehrt werden müsse, um Hashimoto-Patienten gefährlich zu werden. Deshalb unser Rat: Testen Sie, ob Sie goitrogene Lebensmittel vertragen, und üben Sie keinen unnötigen Verzicht, wenn dies der Fall ist!

Zusätzlich hilft

- Im Entzündungsschub oder wenn Sie immer mal wieder unter einem Kloß- oder Engegefühl im Hals leiden, helfen kühlende Umschläge auf die vordere Halspartie.

MULTIPLE SKLEROSE (MS)

Multiple Sklerose ist eine außerordentlich komplexe Krankheit, die viele Gesichter hat und dem Betroffenen extrem viel abverlangt. Dabei können nicht allein die körperlichen Funktionseinschränkungen – und mitunter auch die begleitenden psychischen und kognitiven Störungen – sehr belastend sein, sondern auch die permanente Unsicherheit, nicht zu wissen, wie die Krankheit verlaufen wird und wie Art und Schwere der Symptome sein werden. Wegen ebendieser Unsicherheit fühlen sich viele MS-Patienten der Krankheit oft hilflos ausgeliefert. Das Gefühl, die Kontrolle zu behalten, ist jedoch elementar für psychische Stabilität und einen konstruktiven Umgang mit der Erkrankung. Hier kann eine Psychotherapie wertvolle Dienste leisten, die Sie darin unterstützt, Ihre inneren Ressourcen zu stärken und zu einer Einstellung zu finden, die es Ihnen ermöglicht, die Erkrankung anzunehmen – und sich dennoch nicht von ihr beherrschen zu lassen.

Häufige »Störfaktoren«

Konflikte: Anhaltender Stress, aber auch nicht gelöste seelische oder zwischenmenschliche Konflikte mit unterdrückter Aggression und Wut sind auch schon für Gesunde eine Bürde, bei Menschen mit einer Multiplen Sklerose können sie jedoch den Krankheitsverlauf massiv ungünstig beeinflussen. Umso wichtiger ist es, gegebenenfalls mithilfe einer Psychotherapie, die (schwelenden) Konflikte zu erkennen und zu versuchen, sie aufzulösen.

Impfungen: Noch ist sich die Fachwelt nicht einig, inwieweit Impfungen eine Autoimmunerkrankung auslösen beziehungsweise den Krankheitsverlauf ungünstig beeinflussen können. Das Robert Koch-Institut hält es zumindest theoretisch für möglich, dass Impfungen das Immunsystem modulieren könnten und dass sie deshalb zum Trigger einer Autoimmunerkrankung oder zum Auslöser eines Schubs werden könnten. Speziell für die Multiple Sklerose wird ein Zusammenhang mit der Schutzimpfung gegen Hepatitis B diskutiert, in Studien konnte er bislang jedoch nicht bestätigt werden. Zudem wird in der Praxis ein gehäuftes Auftreten von MS-Schüben nach einer FSME-Impfung (FSME = die durch Zecken übertragene Frühsommer-Meningoenzephalitis) beobachtet. Aber auch Infekte können einen Schub auslösen. Deshalb raten die Fachgesellschaften MS-Patienten dazu, sich zum Beispiel jährlich gegen die echte Grippe (Influenza) impfen zu lassen. Aufgrund der eingeschränkten Schutzwirkung und der nicht absehbaren Folgen auf ein gestörtes Immunsystem, das bei Menschen mit Autoimmunerkrankungen vorliegt, sehen wir

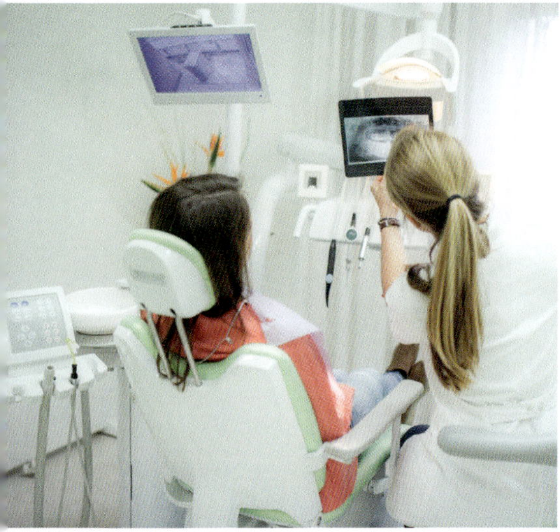

Chronische Entzündungen an den Zähnen können eine Multiple Sklerose auslösen.

diese Empfehlung kritisch und würden sie nur in geprüften Einzelfällen unterstützen.

Ein Pilzbefall (Candidose) kann den Krankheitsverlauf einer Multiplen Sklerose ungünstig beeinflussen. Handelt es sich um Hefen auf der (Schleim-)Haut, können Sie die betroffenen Stellen selbst behandeln, indem Sie diese zwei- bis dreimal täglich mit drei gestrichenen Esslöffeln Speisenatron ($NaH\text{-}CO_2$), das in einem halben Liter Wasser verdünnt ist, abtupfen. Ein Befall des Darms mit Hefen zieht meist eine konsequente Anti-Pilz-Diät von mindestens vier bis sechs Wochen nach sich, um so den Pilzen ihre Nahrungsgrundlage zu entziehen. Verzichten Sie auf Zucker, Süßigkeiten, süßes Obst, Weißmehlprodukte, weißen Reis und Alkohol. Zudem sind eine Darmreinigung sowie eine mikrobiologische Therapie notwendig.

Zahnherde wie chronische Entzündungen von Zahnwurzeln werden oft nicht erkannt, vor allem wenn der Zahn wurzelbehandelt ist. Mit einer EAV-Messung (EAV = Elektroakupunktur nach Voll) oder einer kinesiologischen Testung können diese Störfelder aufgedeckt werden. Es kommt immer wieder vor, dass sich nach einer Zahnsanierung die Symptome einer Multiplen Sklerose bessern.

Schwermetalle: Lassen Sie sich auf eine Belastung durch Amalgam, Palladiumlegierungen und andere Schwermetalle testen. Ist eine Entgiftung nötig, sollte diese äußerst langsam und immer unter fachtherapeutischer Anleitung erfolgen. Dabei sollten auch die »Ausleitungsorgane« Leber, Nieren, Darm und Lunge im Rahmen der Entgiftung gestärkt werden.

Mikronährstofftherapie

Vitamin D: Zwischen einem niedrigen Vitamin-D-Spiegel und Multipler Sklerose besteht nachweislich ein Zusammenhang. Der Substitution von Vitamin D kommt in der Therapie der Multiplen Sklerose eine herausragende Bedeutung zu **(siehe Seite 36)**.

Therapieempfehlung zum Ausgleich eines Vitamin-D-Mangels: siehe **Seite 38**

Vitamin B_{12}: Multiple-Sklerose-Patienten haben häufig einen ausgeprägten Mangel an Vitamin B_{12}, das bei der Myelinsynthese (**siehe Seite 90**) eine wichtige Rolle spielt. Inzwischen weiß man, dass die Einnahme von Interferon oder Copaxone® den Vitamin-B_{12}-Spiegel absinken lässt. Das klinische Bild eines Vitamin-B_{12}-Mangels wird dann häufig von den MS-Symptomen maskiert. Wird die Interferon-Behandlung mit einer Vitamin-B_{12}-Substitution kombiniert, bleibt dieser Effekt aus und die Wirkung von Interferon wird positiv unterstützt.

Wichtig: Lassen Sie mindestens einmal jährlich Ihren Vitamin-B_{12}-Spiegel mithilfe eines Holo-TC-Tests im Blut (**siehe Seite 64**) überprüfen.

Therapieempfehlung zum Ausgleich eines Vitamin-B_{12}-Mangels: siehe **Seite 90**

Akute Entzündungsvorgänge gehen oft mit einem hohen Gehalt an entzündungsfördernden und das Immunsystem hemmenden Eicosanoiden (**siehe Seite 72**) einher. Durch eine erhöhte Zufuhr von Eicosapentaensäure (EPA), einer Omega-3-Fettsäure, wird dieser Umwandlungsprozess gehemmt, es entstehen vermehrt Eicosanoide, die eine Entzündung verhindern.

Therapieempfehlung zur positiven Beeinflussung der Entzündungsvorgänge: Omega-3-Fettsäure EPA, siehe **Seite 73**

Urtinkturen

Die **Urtinktur aus Ruprechts-Storchschnabel** *(Geranium robertianum)* ist ein wichtiges Notfallmittel zum Beispiel bei akuten Schockzuständen, psychischen Lähmungszuständen oder Traurigkeit als Folge eines Schreckens. In der Therapie der Multiplen Sklerose kommt das Mittel parallel zur homöopathischen und schulmedizinischen Behandlung zum Einsatz, wenn starke physische oder psychische Belastungen vor den ersten Symptomen aufgetreten sind.

Therapieempfehlung: Monopräparat wie Geranium robertianum Ø Urtinktur (Ceres)

- **Anwendung:**
  Woche 1: morgens und abends jeweils drei Tropfen pur vor oder nach einer Mahlzeit
  Woche 2: morgens, mittags und abends jeweils drei Tropfen pur vor oder nach einer Mahlzeit
  Woche 3 und 4: Einnahmepause
  Woche 5: morgens und abends jeweils fünf Tropfen pur vor oder nach einer Mahlzeit
  Woche 6: morgens, mittags und abends jeweils fünf Tropfen pur vor oder nach einer Mahlzeit

Beenden Sie dann die Therapie.

Homöopathie

In der homöopathischen Anamnese spielen die lokalen Beschwerden einer Multiplen Sklerose eine eher untergeordnete Rolle. Für die Auswahl des richtigen Mittels viel wichtiger sind die Allgemeinsymptome. Fast immer gibt es eine Vorgeschichte von starker emotionaler Belastung vor dem ersten Schub. Wenn nach der Mittelgabe klare Zeichen

INTERFERONE UND HOMÖOPATHIE

Während der Einnahme von Interferon ist eine homöopathische Behandlung oft sehr schwierig – zumal es sich kaum sicher beurteilen lässt, ob sich der Gesundheitszustand des Patienten wegen der Interferone oder wegen der homöopathischen Behandlung gebessert hat. Oft ist es sinnvoller, erst die Interferon-Behandlung zum Abschluss zu bringen und dann gegebenenfalls eine homöopathische Behandlung zu beginnen, um Rückfälle zu vermeiden.

einer Besserung des Allgemeinbefindens auftreten, sollte man vorerst bei diesem Mittel bleiben, selbst wenn sich die lokalen körperlichen Symptome (noch) nicht deutlich verändert haben.

Insgesamt wirkt die regulierende Kraft der Homöopathie bei Multipler Sklerose vor allem bei leichten und mittelgradigen Ausprägungen von Taubheit, Lähmungserscheinungen und Spastik.

- **Anwendung** für die im Folgenden aufgeführten Dilutionen: Nehmen Sie täglich morgens drei Tropfen der Dilution zum Beispiel von Gudjons in Q-Potenzen oder von Arcana® in LM-Potenzen auf einen Teelöffel Wasser ein. Schütteln Sie die Flasche vor der Einnahme kräftig.

Natrium muriaticum Q6 (Dilution)

Das Homöopathikum wird häufig als Konstitutionsmittel verordnet, wenn Kummer, Kränkung, eine Liebesaffäre des Partners, Scheidung, Todesfälle in der Familie dem ersten MS-Schub vorausgegangen sind. Natrium muriaticum ist das am häufigsten eingesetzte Mittel bei Multipler Sklerose, wenn die Symptome passen.

- die Erkrankung beginnt meist mit einer optischen Neuritis, die sich durch verschwommene Sicht, Verlust der Sehkraft und Sehen von Doppelbildern äußert; ebenso besteht ein diffuses Taubheitsgefühl
- in der Motorik eher Unbeholfenheit als Schwäche
- unfreiwillige Harnentleerung (zum Beispiel nach Husten, Niesen oder Lachen)
- ist verschlossen, strengt sich sehr an, um seine Symptome nicht zu zeigen, um mit anderen mithalten zu können
- Verschlimmerung aller Symptome durch Sonne und Hitze
- häufig bestehende Kopfschmerzen
- Verlangen nach Salz

Alumina Q6 (Dilution)

- innere Hast, aber langsam im Handeln und Begreifen
- kann nicht zur Eile angetrieben werden
- Verwirrung, Desorientiertheit
- Trockenheit von Haut und Schleimhäuten
- Schwäche und Schwere besonders der unteren Extremitäten

- Nervenimpulse sind deutlich verlangsamt (zum Beispiel wird der Einstich einer Nadel erst viel später gespürt)
- sehr hartnäckige Verstopfung
- verträgt stärkehaltige Nahrung nicht (vor allem Kartoffeln)
- Schwindel, der sich beim Schließen der Augen verschlimmert
- deutliche Verschlimmerung morgens beim Erwachen

Agaricus muscarius LM6 (Dilution)

- große Angst um die Gesundheit
- Trägheit (schlimmer morgens)
- weicht nicht von seiner Routine ab und unternimmt nichts Neues
- die Krankheit ist die Folge von Bloßgestellt-, Blamiert-Werden
- Folge von Vereinnahmung und Ausgenutzt-Werden
- großer Mangel an Lebenswärme
- ist sehr bemüht, die Erwartungen anderer zu erfüllen
- Muskelzuckungen und Spasmen
- unwillkürliche Bewegungen, Tics
- Nystagmus (Zittern der Augäpfel)
- Gefühl von Kribbeln in den Extremitäten
- Gefühl von Nadelstichen in den Füßen
- Koordinationsstörungen
- lässt häufig Dinge fallen

Phosphorus Q6 (Dilution)

- (zu) offen und beeindruckbar, einfühlsam
- sehr empfänglich für äußere Eindrücke
- reagiert sehr empfindlich auf äußere Eindrücke
- viele Befürchtungen und Ängste
- großes Verlangen nach kalten Getränken, Speiseeis und Schokolade
- brennende Hitze an vielen Körperstellen
- Taubheit und Schwäche vor allem in den Beinen
- Taubheit der Finger vor allem morgens beim Erwachen
- Schwindel
- Schlaf verbessert alle Symptome

Aurum metallicum Q6 (Dilution)

- die Erkrankung zeigt sich erstmals nach Schicksalsschlägen wie enttäuschter Liebe, Verlust eines geliebten Menschen, beruflichen Rückschlägen
- erkrankt an der Last, für das Wohlergehen anderer zu sorgen
- muss lernen, auch zu nehmen und nicht immer nur zu geben
- stark übertriebenes Pflichtgefühl; will an der Spitze stehen und setzt sich sehr hohe Ziele; ist oft in Führungspositionen (auch Mütter)
- macht sich viele Selbstvorwürfe und hat Schuldgefühle
- mangelndes Selbstwertgefühl und Neigung zur Depression
- großes Verlangen nach Religion, Spiritualität und Musik
- Taubheitsgefühl und Kribbeln sind besser am Abend, aber nachts schlimmer

HÄUFIGE PROVOKATIONSFAKTOREN BEI PSORIASIS

Zahlreiche – und individuell durchaus unterschiedliche – Provokationsfaktoren können dazu führen, dass es zum Ausbruch eines akuten Schubs kommt oder dass sich ein bestehender Schub verschlimmert.

Dazu gehören zum Beispiel …

… lokal wirkende Provokationsfaktoren:

- mechanische Belastung (etwa Reiben und Scheuern von Kleidung auf der Haut, Druck)
- Austrocknung der Haut
- intensives Waschen mit Detergenzien (= Reinigungs- und Waschmittel)
- zu intensive UV-Strahlung (Sonnenbrand, akutes Erythem) im Sommer
- trockene Heizungsluft und widrige Wetterverhältnisse im Winter
- allergische beziehungsweise toxische Kontaktdermatitis
- Hautkrankheiten, die eine andere Ursache haben, zum Beispiel Pilzinfektion (Mykose) oder Gürtelrose (Herpes zoster)

… systemisch wirkende Provokationsfaktoren:

- akute Infekte (vor allem eine Streptokokkeninfektion)
- chronische Infektionen (zum Beispiel chronisch entzündete Zahnwurzeln, Nebenhöhlen oder Harnwege)
- Alkohol- und Nikotingenuss
- Medikamente (zum Beispiel Betablocker, ACE-Hemmer, Chloroquin, Lithium)
- psychische Belastungen, Stress

Zusätzlich hilft

- Eine spezielle Multiple-Sklerose-Diät gibt es nicht. Jedoch profitieren viele MS-Patienten von einer antientzündlichen Ernährung (siehe ab Seite 114).
- Genießen Sie Ihre symptomfreie Zeit ganz bewusst! Tun Sie das, was Sie vielleicht wegen des Schubs länger nicht (mehr) tun konnten, und geben Sie sich ruhig mal dem Müßiggang hin.
- Früher wurde Patienten mit Multipler Sklerose empfohlen, körperliche Anstrengungen zu vermeiden. Inzwischen belegen zahlreiche Studien, dass sich regelmäßige Bewegung sogar positiv auf die Symptome wie auch auf die Lebensqualität der Betroffenen auswirkt – und möglicherweise sogar die Entzündungsprozesse stoppen kann.

PSORIASIS (SCHUPPENFLECHTE)

Charakteristische Phänomene einer Psoriasis sind die Schuppenherde, der »Kerzenwachsfleck« nach leichtem Kratzen auf der Schuppenschicht, das glänzende Häutchen oder die winzigen punktförmigen Blutungen, die sich zeigen, wenn die Schuppen entfernt werden. Dadurch scheint sie sich von allen anderen Hauterkrankungen deutlich zu unterscheiden. Dennoch leidet jeder Betroffene unter seiner ganz eigenen Form der Erkrankung. Dazu gehört auch, dass die äußeren (exogenen) und inneren (endogenen) Auslöser für einen akuten Schub – die sogenannten Provokationsfaktoren – individuell unterschiedlich sein können. Diese herauszufinden und sie dann gezielt auszuschalten gehört zu den wichtigsten Therapiemaßnahmen, um weitere Schübe zu vermeiden und dauerhaft beschwerdefrei zu werden.

Im weiteren Sinn zählen auch eine gestörte Darmflora, eine individuelle Belastung durch Schadstoffe, eine überforderte Leber, ein Mangel an bestimmten Nährstoffen und andere Störungen im Organismus zu den Provokationsfaktoren. Deshalb ist es wichtig, diese im Rahmen einer eingehenden Untersuchung aufzuspüren und dann konsequent zu behandeln, um die Entzündungsaktivität zum Stoppen zu bringen (**siehe Info Seite 98**).

DIE HAUT GUT PFLEGEN

Wichtig ist, dass Sie Ihre Haut zusätzlich zur medizinischen Behandlung stets gut pflegen, um sie vor Austrocknung zu schützen und den Juckreiz zu lindern. Dies gilt vor allem in den kalten Wintermonaten, wenn die Haut besonders trocken ist und Schübe im Allgemeinen häufiger auftreten als in den wärmeren Jahreszeiten.

Mikronährstofftherapie

Antioxidantien wie Selen, Zink und Vitamin A schützen die Haut vor oxidativen Schäden druch freie Radikale während akuter Entzündungsschübe.

Vitamin A spielt unter anderem eine wichtige Rolle bei der Ausreifung von Hautzellen und fördert die Reparatur von Hautschäden. Eine Vorstufe von Vitamin A ist Beta-Carotin, das der Körper je nach Bedarf in Vitamin A umwandelt. Beta-Carotin ist ein sehr effektives Antioxidans, das generell das Immunsystem unterstützt und entzündungshemmend wirkt. Raucher sollten allerdings auf die Einnahme einer zu großen Menge an Beta-Carotin (mehr als 20 Milligramm pro Tag) verzichten, weil Studien für sie ein erhöhtes Lungenkrebsrisiko ergeben haben.

Therapieempfehlung: Monopräparat, zum Beispiel Beta Carotin (Pure Encapsulations®), das einen pflanzlichen Carotinoid-Komplex aus der *Dunaliella*-Alge enthält.

- **Anwendung:** Nehmen Sie eine Kapsel pro Tag mit ausreichend Flüssigkeit zu einer Mahlzeit ein.

Omega-3-Fettsäure EPA: Damit lässt sich das Entzündungsgeschehen der Haut positiv beeinflussen.

Therapieempfehlung: siehe **Seite 73**

B-Vitamine spielen ebenfalls eine wichtige Rolle bei Regenerationsprozessen der Haut. Insbesondere Vitamin B_6, B_{12} und Biotin sind

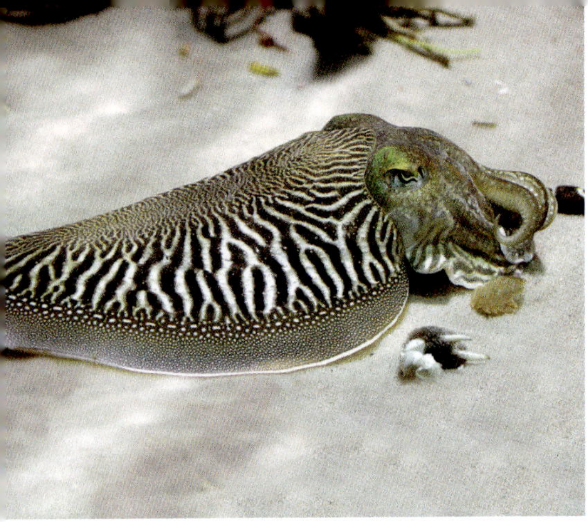

Der Tintenfisch Sepia officinalis ist Ausgangsstoff für das homöopathische Mittel Sepia.

essenziell für die Wundheilung und für epidermale Differenzierungsprozesse.

Therapieempfehlung: Vitamin-B-Kombination, zum Beispiel B-Complex Plus (Pure Encapsulations®)

- **Anwendung:** Nehmen Sie täglich eine Kapsel mit ausreichend Flüssigkeit zu einer Mahlzeit ein.

Homöopathie

Im Frühstadium der Erkrankung mit der homöopathischen Behandlung begonnen, ist eine vollständige Heilung erreichbar. Besteht eine Psoriasis dagegen zehn Jahre und länger und/oder wurde die Erkrankung mit einer intensiven immunsuppressiven Therapie behandelt, ist die Prognose eher ungünstig. Es spricht aber nichts dagegen, beide Therapien miteinander zu kombinieren.

Folgende Anwendungsempfehlungen sollten Sie dabei beachten:

- Soll systemisch verabreichtes Kortison abgesetzt werden, sollte es zunächst langsam ausgeschlichen werden: Reduzieren Sie die Dosis um etwa 20 Prozent alle zehn Tage.
- Bei Patienten, die Methotrexat einnehmen, ist es am besten, den Wirkstoff erst unter therapeutischer Anleitung durch Kortison zu ersetzen, bevor mit der homöopathischen Behandlung begonnen wird.
- Nehmen Sie regelmäßig Kortison ein, müssen Sie das homöopathische Mittel täglich einnehmen. Am besten beginnen Sie mit einer einmaligen Gabe der im Folgenden genannten Mittel zunächst als Globuli in C30 (langsam unter der Zunge zergehen lassen) und wechseln dann am zweiten Tag zur Tropfenform des Mittels in LM6. Schütteln Sie die Flasche kräftig, dann träufeln Sie drei bis fünf Tropfen auf einen Teelöffel Wasser und nehmen dies ein.

Sepia C30/LM6

Sepia ist das Hauptmittel bei Psoriasis.

- Hautbeschwerden verschlechtern sich im Winter
- glänzend weiße Schuppen, die fettig aussehen
- Lokalisation: Extremitäten, Genitalien, Rektum, Kinn
- Abneigung gegen Gesellschaft, möchte allein sein
- gleichgültig mit emotionalem Stillstand, alles ist zu viel
- sehr reizbar

- Beschäftigung und Anstrengung verbessern den Allgemeinzustand

Arsenicum album C30/LM6

- Psoriasis nummularis: münzgroße erhabene rote Stellen sind mit grauweißen großen Schuppen bedeckt
- Lokalisation: obere Extremitäten, Handrücken, Knie
- Stellen jucken heftig, aber brennen beim Kratzen und bluten
- ist ängstlich, angespannt, besorgt mit enormer Ruhelosigkeit
- starke Unsicherheit mit großer emotionaler Verletzlichkeit
- ausgeprägte Kälteempfindlichkeit

Petroleum C30/LM6

- extrem trockene Haut am ganzen Körper
- Lokalisation: Hände, Finger, Handflächen, Genitalien, Fersen
- Psoriasis entwickelt sich an Stellen von Hautverletzungen oder Narben
- dicke, weiße, schuppige Läsionen
- rissige Haut(-falten): rot, schuppig
- Hände oft aufgesprungen und schmerzhaft
- oft in Verbindung mit Herpes (labialis oder genitalis)
- Beschwerden werden im Winter schlimmer

Graphites C30/LM6

- Beschwerden durch eine medikamentös unterdrückte Psoriasis
- viele Kopfschuppen
- Lokalisation: hinter den Ohren, Genitalien, Handrücken, Hautfalten
- harte Haut, die aufspringt
- gehäuft bei übergewichtigen Menschen

Staphysagria C30/LM6

- wenn emotionale Unterdrückung oder Kummer zu hartnäckiger Psoriasis geführt haben; besonders bei Kindern

Ernährungsempfehlungen

- **Meiden Sie Reizstoffe** wie Kaffee, Konservierungs- und Farbstoffe sowie scharfe Gewürze wie Chili, Pfeffer, Curry oder Paprika.
- **Arachidonsäurereiche Nahrungsmittel** (wie Wurst, fettreiche Fleischsorten, Sahne, Butter, Eier) können die entzündlichen Beschwerden verschlechtern. Untersuchungen zeigen, dass Psoriasis-Patienten, die sich vegetarisch ernähren, deutlich seltener unter akuten Schüben leiden als Betroffene, die regelmäßig Fleisch verzehren. Auch Fastenkuren können eine Psoriasis bessern, da dadurch die Aufnahme von Arachidonsäure vermindert wird.
- **Nahrungsmittel-Unverträglichkeiten** haben viele Psoriasis-Patienten, etwa auf glutenhaltige Getreidesorten, auf Milchzucker (Laktose) oder Histamin (zum Beispiel in eiweißreichen Lebensmitteln, die wie Käse einem Reifungsprozess oder einer längeren Lagerung unterliegen, aber auch in Tomaten, Ananas oder Nüssen). Gelingt es Ihnen nicht, einer Nahrungsmittel-Unverträg-

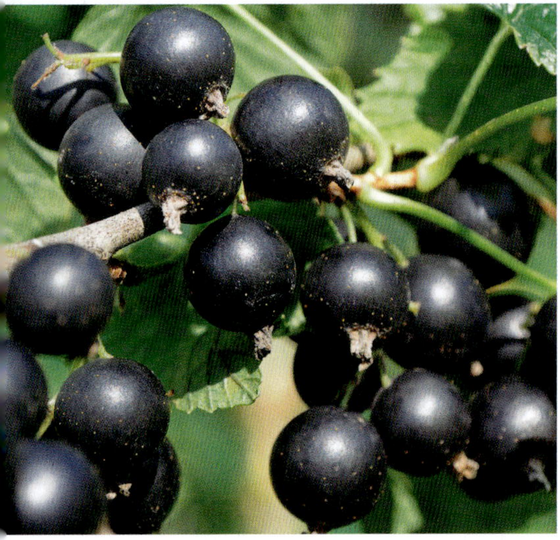

Die Kerne der Schwarzen Johannisbeere enthalten viel Gamma-Linolensäure, eine ungesättigte Fettsäure.

lichkeit mithilfe eines Ernährungsprotokolls (**siehe Seite 82**) auf die Spur zu kommen, können spezielle Untersuchungen beim Therapeuten helfen, die auslösenden Nahrungsbestandteile oder Lebensmittel zu identifizieren.

- **Ungesättigte Fettsäuren:** Bei Psoriasis spielen nicht nur die antientzündlich wirkenden Omega-3-Fettsäuren (**siehe Seite 72**) eine gesundheitsfördernde Rolle, sondern auch eine mehrfach ungesättigte Fettsäure, die zu den Omega-6-Fettsäuren gehört: die Gamma-Linolensäure (GLA). GLA wird mithilfe des Enzyms Delta-6-Desaturase (D6D) vor allem aus Linolsäure umgewandelt, die wir über die Nahrung aufnehmen. Durch chronische Hauterkrankungen wie Psoriasis kann das Enzym in seiner Aktivität gehemmt werden, sodass dem Körper zu wenig Gamma-Linolensäure zur Verfügung steht. Wird das Defizit durch die Einnahme von GLA ausgeglichen, verbessern sich auch die Hautreaktionen: Die Schuppenbildung wie auch der Juckreiz nehmen deutlich ab. Besonders reich an GLA sind Borretschöl, Nachtkerzenöl und das Öl aus den Samen der Schwarzen Johannisbeere.

Geben Sie nach dem Kochen täglich einen Esslöffel Nachtkerzenöl oder Borretschöl aus kontrolliert biologischem Anbau (zum Beispiel von Biogena) über das Essen.

Zusätzlich hilft

- Reduzieren Sie Stress.
- Verzichten Sie auf das Rauchen.
- Reduzieren Sie Ihren Alkoholkonsum auf ein Minimum.
- Vermeiden Sie zu viel Sonneneinstrahlung.

RHEUMATOIDE ARTHRITIS

Bis zu 60 Prozent aller Patienten mit einer rheumatoiden Arthritis sprechen nicht (mehr) ausreichend auf die schulmedizinische Basistherapie (**siehe Seite 39**) an. Hinzu kommen die mehr oder weniger ausgeprägten Nebenwirkungen wie chronische Müdigkeit, Infektanfälligkeit oder Magen-Darm-Probleme, die nicht selten mit der medikamentösen Dauertherapie verbunden sind. In diesen Fällen kann die gezielt und individuell auf den einzelnen Betroffenen abgestimmte ganzheitliche Therapiestrategie dem Organismus – im Sinne einer tief greifenden Umstimmung – die entscheidenden Impulse zur Aktivierung seiner Selbstheilungskräfte geben.

Multimodales Behandlungskonzept der Regulationstherapie

Die wichtigsten Eckpfeiler des multimodalen Behandlungskonzepts sind:

Physiotherapie, mit der die Beweglichkeit der Gelenke verbessert wird; zudem werden die Gelenke durch eine gezielte Kräftigung der Muskulatur entlastet.

Ergotherapie: Unter Anleitung eines Therapeuten wird ein gelenkschonendes Verhalten erlernt, das im Alltag hilft, Überlastungen zu vermeiden, aber auch mögliche Beeinträchtigungen der Beweglichkeit auszugleichen, die durch die Schmerzen oder Gelenkschädigungen hervorgerufen wurden.

Ernährungsumstellung auf eine basenreiche, möglichst naturbelassene, fleischarme Ernährungsweise (**siehe Seite 120**). Besonders bewährt hat es sich, wenn die Umstellung durch eine Fastenkur eingeleitet wird.

Fasten: Bei vielen Patienten mit rheumatoider Arthritis lassen die Schmerzen und Bewegungseinschränkungen durch eine Fastenkur (**siehe Seite 121**) deutlich nach; oft können sogar die schulmedizinischen Medikamente während des Fastens abgesetzt werden. Diese Verbesserung hält auch nach dem Fasten weiter an, wenn die Ernährung auf eine basische, antientzündliche Kost umgestellt wird.

Maßnahmen zur Entsäuerung: Studien bestätigen die Beobachtungen vieler Therapeuten, dass eine latente Übersäuerung (Azidose) mit chronisch-entzündlichen Erkrankungen zusammenhängt. In einem übersäuerten Organismus neigt das Immunsystem zu überschießenden Reaktionen, dadurch sind die Entzündungsreaktionen heftiger und meist auch langwieriger. Mit einer gezielten Zufuhr von basenbildenden Mineralverbindungen wie Natriumbikarbonat und Mineralstoffen wie Kalzium, Kalium und Magnesium kann einer Übersäuerung entgegengewirkt werden, sodass die Entzündungsaktivität verringert wird und die Schmerzen gelindert werden.

Therapieempfehlung: Kombinationspräparat, zum Beispiel Basenpulver plus, das neben Natriumbikarbonat, Kalzium, Kalium und Magnesium auch noch Zink enthält (Pure Encapsulations®).

- **Anwendung:** Lösen Sie bis zu dreimal täglich einen Messlöffel à drei Gramm in einem Glas Wasser (250 Milliliter) auf und trinken Sie die Lösung. Halten Sie einen Abstand von mindestens 30 Minuten vor einer Mahlzeit beziehungsweise mindestens 60 Minuten nach einer Mahlzeit ein.

Darmreinigung und Aufbau einer gesunden Darmflora: siehe **Seite 65**

Stärkung der Entgiftungs-/Ausleitungsorgane Leber und Nieren: siehe **Seite 106**

Antientzündliche Strategien, etwa die Einnahme von Antioxidantien **(siehe Seite 116 und vordere Innenklappen)**. Wichtige Antioxidantien sind Vitamin E (200 bis 300 Milligramm pro Tag) und Omega-3-Fettsäuren (mindestens drei bis vier Gramm pro Tag). Die Eicosapentaensäure (EPA), eine Omega-3-Fettsäure, wirkt akuten Entzündungsvorgängen wirkungsvoll entgegen.

- **Therapie- und Anwendungsempfehlung:** siehe **Seite 73**

BIOFLAVONOIDE

Als **Citrus-Bioflavonoide** werden verschiedene Arten von Flavonoiden bezeichnet, die in Zitrusfrüchten und dort vorwiegend in den Schalen vorkommen. Sie sind stark wirksame Antioxidantien, unterstützen aber auch die Regeneration anderer antioxidativer Mikronährstoffe.

Das Bioflavonoid Quercetin verstärkt die antioxidative Wirkung von Vitamin C, indem es oxidiertes Vitamin C recycelt; so agiert Quercetin als »Vitaminsparer« und »Vitaminverstärker«. Aufgrund seiner antioxidativen und entzündungshemmenden Wirkung empfiehlt sich Quercetin nicht nur bei Entzündungen und durch sie hervorgerufene Schmerzzustände, sondern auch bei Verletzungen.

Curcumin, der Hauptwirkstoff der Kurkumawurzel (Indische Gelbwurz, *Curcuma longa*), hat neben seinem entzündungshemmenden auch einen antioxidativen Effekt.

- **Therapie- und Anwendungsempfehlung:** siehe **Seite 84**

Mikronährstofftherapie

Bei der rheumatoiden Arthritis kommt der Mikronährstofftherapie vor allem eine entzündungshemmende und schmerzlindernde Bedeutung zu.

Extrakte aus Weihrauch *(Boswellia serrata)* haben sich zur Linderung von akuten und chronischen Schmerzen bewährt, die durch entzündliche Vorgänge in Gelenken, Muskeln und der Wirbelsäule ausgelöst werden.

- **Therapie- und Anwendungsempfehlung:** siehe **Seite 85**

Eiweißspaltende (proteolytische) Enzyme wie Bromelain (Ananas), Papain (Papaya), Trypsin und Chymotrypsin zeichnen sich durch immunologische Eigenschaften aus, indem sie bestimmte entzündungsfördernde Botenstoffe (Zytokine) deaktivieren und entzündungshemmende Botenstoffe aktivieren. Dadurch wird die Entzündungsreaktion heruntergefahren, Immunkomplexe, die für die entzündlichen Gewebsschädigungen in den Gelenken verantwortlich sind, werden aufgelöst und Schmerzen werden gelindert.

Therapieempfehlung: Kombinationspräparat, zum Beispiel DoloZym® forte Gold (Biogena), das neben den pflanzlichen Enzymen Bromelain und Papain auch die Enzyme Trypsin und Chymotrypsin enthält. Ergänzt wird der Enzymkomplex durch Citrus-Bioflavonoide und Quercetin (siehe Info Seite 104) sowie Extrakte aus Traubenkernen.

- **Anwendung:** Nehmen Sie täglich einmal drei Kapseln nüchtern (30 bis 60 Minuten vor einer Mahlzeit) oder frühestens zwei Stunden nach einer Mahlzeit mit ausreichend Flüssigkeit ein.

Methylsulfonylmethan (MSM, Dimethylsulfon) ist eine organische Schwefelverbindung, der in Studien unter anderem eine schmerzlindernde Wirkung bei Gelenkschmerzen bescheinigt wurde.
Therapieempfehlung zur innerlichen Anwendung: Monopräparat, zum Beispiel MSM Formula (Biogena)

- **Anwendung:** Nehmen Sie dreimal täglich je eine Kapsel mit ausreichend Flüssigkeit zu den Mahlzeiten ein.

Therapieempfehlung zur äußerlichen Anwendung: Kombinationspräparat, das neben Methylsulfonylmethan auch Arnika, Menthol und Kampferöl enthält, zum Beispiel MSM Gelenkgel (Biogena)

- **Anwendung:** Tragen Sie das Gel täglich mehrmals oder nach Bedarf dünn auf Muskeln und Gelenken auf und reiben Sie es leicht ein.

Eine Kombination von MSM mit Glukosaminen und Chondroitin ist empfehlenswert, wenn die Entzündungsaktivität schon länger besteht und die Gelenkknorpel bereits Schaden genommen haben. Glukosamin ist der Hauptbestandteil der Gelenkknorpel und Gelenkflüssigkeit. Besonders die Knorpelsubstanz in den Gelenken und der Wirbelsäule benötigt Glukosamin für eine kontinuierliche Erneuerung. Chondroitin besitzt die Fähigkeit, Wasser im Bindegewebe zu speichern, was sich günstig auf die Elastizität des gesamten Knorpelgewebes auswirkt.
Therapieempfehlung: Kombinationspräparat wie Glucosamin Chondroitin + MSM, eine Glukosamin-Kombination mit organischem Schwefel (Pure Encapsulations®)

- **Anwendung:** Nehmen Sie dreimal täglich je eine Kapsel mit ausreichend Flüssigkeit zu den Mahlzeiten ein.

Achtung: Nehmen Sie gerinnungshemmende Medikamente ein oder leiden Sie unter einer Krebstierallergie, dürfen Sie das Mittel nicht einnehmen!

S-Adenosyl-Methionin (SAM, englisch SAMe) ist ein Aminosäurederivat und die stoffwechselaktive Form von Methionin, die im Körper als essenzielle (schwefelhaltige) Aminosäure an der Bildung zahlreicher Substanzen wie Hormonen und Nervenbotenstoffen beteiligt ist. Studien bescheinigen S-Adenosyl-Methionin eine entzündungshemmende und schmerzlindernde Wirkung insbesondere bei entzündungsbedingten Gelenkschmerzen; dabei ist der schmerzstillende Effekt sogar

MIT TROCKENBÜRSTEN DEN ENTGIFTUNGSPROZESS FÖRDERN

Unsere Haut ist ein wichtiges Entgiftungsorgan. Mit täglichem Trockenbürsten – am besten morgens – öffnen sich die Hautporen, abgestorbene Zellen und Giftstoffe, die sich in der Haut befinden, werden gelöst. Zugleich wird der Lymphfluss angeregt, wodurch die im Körper vorhandenen Schlacken und Giftstoffe besser zur Leber transportiert werden. In der Leber werden die Schadstoffe gefiltert, mithilfe von Enzymen in den Leberzellen inaktiviert und dann auf dem schnellsten Weg aus dem Körper hinausbefördert. Für das Trockenbürsten benötigen Sie eine Körperbürste (eventuell mit langem Griff) mit festen Naturborsten. Wichtig ist, dass Sie stets aufsteigend in Richtung Herz und kreisförmig vorgehen (bis eine leichte Rötung entstanden ist).
Dauer: mindestens zehn, aber nicht länger als 20 Minuten

mit der Wirkung von nichtsteroidalen Antirheumatika (NSAR) vergleichbar, wie verschiedene Studien belegen.
Therapieempfehlung: Monopräparat, zum Beispiel SAMe (Pure Encapsulations®)

- **Anwendung:** Nehmen Sie dreimal täglich eine Kapsel mit ausreichend Flüssigkeit zwischen den Mahlzeiten ein.

Urtinkturen

Gezielte Maßnahmen zur Stärkung der Nieren: Speziell zur Unterstützung der Ausleitung über die Nieren hat sich eine Urtinktur aus Birkenblättern *(Betulae folium)* bewährt. Dieses Mittel ist besonders hilfreich, wenn Erstarrungsprozesse im seelischen (Er-)Leben durch freudlose alltägliche Routine zu körperlicher Steifheit führen.
Therapieempfehlung: Monopräparat, zum Beispiel Betula pendula folium Ø Birkenblätter-Urtinktur (Ceres)

- **Anwendung:** Nehmen Sie drei Monate lang dreimal pro Tag je vier Tropfen in einem Teelöffel Wasser zwischen den Mahlzeiten ein. Trinken Sie viel!

Gezielte Maßnahmen zur Stärkung der Leber: In der Pflanzenheilkunde gilt der Löwenzahn *(Taraxacum officinalis)* als eine der wichtigsten Heilpflanzen zur Stärkung der Leber und zur Steigerung ihrer Entgiftungsleistung. Seine anregende Wirkung auf die Stoffwechselaktivität der Leber wie auf die Gallensaftproduktion verdankt der Löwenzahn vor allem seinem hohen Gehalt an Bitterstoffen **(siehe auch hintere Innenklappen)**.
Therapieempfehlung: Monopräparat, zum Beispiel Taraxacum Ø Urtinktur (Ceres)

- **Anwendung:** Nehmen Sie drei Monate lang dreimal pro Tag je drei Tropfen in einem Teelöffel Wasser zwischen den Mahlzeiten ein.

Achtung: Bei einem Verschluss der Gallenwege oder bei Gallensteinen darf das Mittel nicht angewendet werden!

Homöopathie

Der rheumatoiden Arthritis liegt eine tief greifende systemische Störung zugrunde. Ihrem Wesen entspricht, dass das Krankheitsbild zwar meist sehr akut erscheint, doch letztlich chronisch ist und die Symptome immer wieder aufs Neue aufflackern. Lässt sich mithilfe der Homöopathie innerhalb eines Monats eine deutliche Verbesserung erzielen, ist das schon ein beachtenswertes Ergebnis, das Ihnen Hoffnung machen sollte – auch wenn es insgesamt noch eine Weile dauern kann, bis das betroffene Gelenk beziehungsweise die Gelenke wieder ihre vollständige Funktion erhalten. Am besten spricht eine rheumatoide Arthritis auf eine individuell abgestimmte Konstitutionstherapie an. Gleichwohl können folgende Homöopathika zur gezielten Milderung von Symptomen beitragen:

Streptococcinum-Nosode C30

Diese Nosode (**siehe Seite 67**), zum Beispiel von Remedia, wurde aus den Krankheitserregern Streptokokken hergestellt. Sie ist vor allem dann eine Option, wenn dem Ausbruch der Erkrankung Infekte im Kopfbereich wie eine Nebenhöhlen- oder Mandelentzündung vorausgegangen sind.

- empfindlich gegen Lärm, Licht, Luftzug
- muss grundlos viel weinen
- Beschwerden treten nach (wiederholten) Infekten im Kopfbereich (Hals, Nase …) auf
- **Anwendung:** Nehmen Sie zu Beginn der Behandlung an drei aufeinanderfolgenden Tagen je drei Globuli morgens ein. Halten die Beschwerden weiter an, ohne dass eine Besserung eingetreten ist, empfiehlt sich nach einer Woche die einmalige Gabe des Mittels in der Potenz C200 (drei Globuli).

Berberis D2 / Rhus toxicodendron D4 / Rhododendron D2

- **Anwendung:** Nehmen Sie im akuten Schub eine Woche lang je drei Globuli ein: Berberis am Morgen, Rhus toxicodendron mittags und Rhododendron am Abend.

Dilutionen in Hochpotenzen (LM6)

- **Anwendung:** Nehmen Sie täglich morgens nüchtern drei Tropfen der Dilution (zum Beispiel von Arcana) je nach passendem Mittelbild auf einen Teelöffel Wasser ein (Flasche schütteln). Spätestens nach etwa drei Wochen sollte eine deutliche Besserung der Symptome eintreten.

Rhus toxicodendron LM6

Rhus toxicodendron ist das Hauptmittel bei allen Erkrankungen des rheumatischen Formenkreises.

- schmerzhafte Steifheit als Kennzeichen
- Verschlimmerung morgens beim Erwachen, bei nasskaltem Wetter, Zugluft und zu Beginn der Bewegung

- Schmerzen verbessern sich nach dem Aufstehen, durch anhaltende Bewegung und durch Wärme
- hat das Bedürfnis, die betroffenen Körperstellen zu strecken, und empfindet dies als angenehm
- sehr ruhelos; muss ständig in Bewegung bleiben (auch nachts im Schlaf)
- wird wie von einem inneren Drang angetrieben
- kann in keiner Lage Ruhe finden

Arnica LM6

- große Empfindlichkeit und Gefühl von Zerschlagenheit am ganzen Körper
- sogar das Bett fühlt sich zu hart an
- Angst vor Erschütterung oder Berührung
- will in Ruhe gelassen werden
- starke Muskelschmerzen
- manchmal deutlich symmetrische Beschwerden

Bryonia LM6

- Verlangen nach Sicherheit; mit (unbegründeten) materiellen Sorgen; spricht ständig von seinen Geschäften
- ist sehr reizbar
- möchte in Ruhe gelassen werden **(siehe Arnica oben)**
- stechende Schmerzen
- Verschlimmerung durch geringste Bewegung und gegen 21 Uhr
- Verbesserung durch Liegen auf den betroffenen Körperteilen und durch Druck
- hat großen Durst auf große Mengen Flüssigkeit

Zusätzlich hilft

- Erlernen Sie eine Entspannungstechnik, um Stress abzubauen. Bewährt haben sich zum Beispiel Entspannungsverfahren, die auch für Menschen mit einer eingeschränkten Beweglichkeit geeignet sind, wie Atemtherapie oder progressive Muskelentspannung. Ist der Stress vor allem emotionaler Natur, kommt gegebenenfalls eine Psychotherapie infrage.
- Setzen Sie entbehrliche Medikamente wie Schlafmittel, Erkältungsmedikamente oder Kopfschmerztabletten (bei leichten Kopfschmerzen) ab.

EINE KORTISON-THERAPIE GANZHEITLICH BEGLEITEN

Der therapeutische Einsatz von Kortison ist manchmal unverzichtbar. Allerdings wirken insbesondere Kortisontabletten auf den gesamten Organismus und können eine Reihe von negativen Begleiterscheinungen nach sich ziehen **(siehe Seite 109)**. Die Regulationstherapie kennt mehrere Maßnahmen, mit denen mögliche Nebenwirkungen gemildert und wichtige Organsysteme unterstützt werden und mit denen die Verträglichkeit von Kortison insgesamt verbessert werden kann.

So nehmen Sie Kortison richtig ein

Einnahmezeit: Kortisonhaltige Medikamente sollten möglichst zwischen sechs und acht Uhr morgens eingenommen werden, wenn der Körper selbst das meiste Cortisol bildet. So werden die Abläufe im Organismus am wenigsten gestört. Dadurch fällt es dem Organismus leichter, auch höhere Kortison-Dosen zu verarbeiten.

Bleiben Sie körperlich aktiv! Auf diese Weise können Sie die unerwünschten Folgen einer Kortisonbehandlung effektiv mildern. Durch regelmäßige Bewegung wird unter anderem das Knochengerüst stabilisiert und so auch dem Verlust an Knochenmasse entgegengewirkt (Osteoporose-Gefahr!), der Abbau von Muskeleiweiß verlangsamt sich, der Zuckerstoffwechsel (Diabetes-Gefahr!) wird positiv beeinflusst. Empfehlenswerte Sportarten sind zum Beispiel Laufen, Walken, Tanzen und Krafttraining.

Auf bewusste Ernährung achten während der Therapie: Um einer Osteoporose vorzubeugen, sollten Sie Ihrem Körper ausreichend Kalzium und Eiweiß liefern (etwa in Form von Milch und Milchprodukten). Kortison bewirkt, dass der Körper weniger Salz ausscheidet, daher sollten Sie salzarm essen. Ebenso ist es wichtig, sich fettarm zu ernähren, denn Kortison begünstigt die Einlagerung von Fett in der Leber, was zu einer Fettleber führen kann.

Trinken Sie viel! Ideal ist es, wenn Sie zwei bis drei Liter stilles Wasser (ohne Kohlensäure) über den Tag verteilt trinken.

BEGLEITBEHANDLUNG

Empfehlenswert ist eine Therapie mit Cortisonum D30 (zum Beispiel von Remedia oder DHU). Das Arzneimittelbild von Cortisonum deckt so gut wie alle möglichen Nebenwirkungen einer Therapie mit Glukokortikoiden ab, so etwa Übergewicht, »Mondgesicht«, Bluthochdruck, Wassereinlagerungen, Leberstörung, erhöhter Augeninnendruck, Infektanfälligkeit, Abgeschlagenheit, verzögerte Wundheilung oder Osteoporose.

- **Anwendung:** Lösen Sie täglich morgens drei Globuli Cortisonum D30 in einem Glas Wasser auf und nehmen Sie dreimal über den Tag verteilt jeweils einen Teelöffel der Lösung ein.

Alternativ bietet sich eine Mischung aus verschiedenen Homöopathika an. Indem mit diesen Mitteln alle »Ausscheidungspforten« geöffnet und aktiviert werden, verbessert sich auch die Ausscheidung der Kortison-Abbauprodukte:

- Silicea D12 – Bindegewebe
- Carduus marianus D2 – Leber, Galle
- Okoubaka D2 – Darm
- Solidago D3 – Nieren
- Thuja D3 – Lymphe
- **Anwendung:** Mischen Sie die Mittel zu gleichen Teilen oder lassen Sie sich die Mittel mischen (zum Beispiel von der Klösterl-Apotheke, München, 20 Gramm für 15,50 Euro). Nehmen Sie dreimal täglich je fünf Globuli ein.

Zusätzlich hilft

Dauert die Kortison-Therapie länger als zwei Wochen, ist es sinnvoll, gezielt …

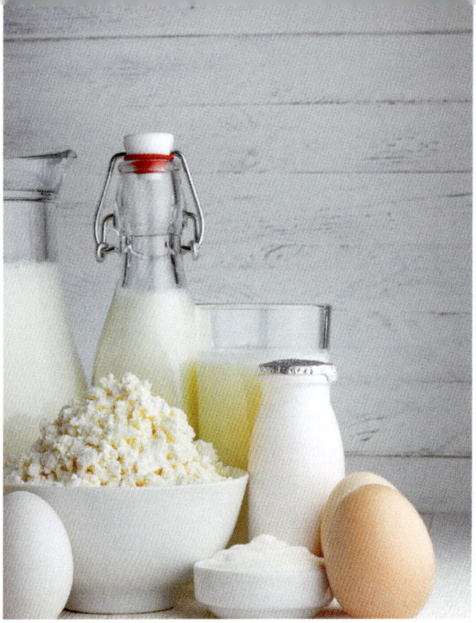

Um Osteoporose vorzubeugen, sollten Sie Kalzium und Eiweiß etwa in Form von Milchprodukten essen.

... das Entgiftungsorgan Leber zu stärken mit Carduus marianus Ø Urtinktur (Ceres)

- **Anwendung:** Nehmen Sie während der Einnahme von Kortison zusätzlich dreimal täglich je fünf Tropfen der Urtinktur pur oder in etwas Wasser ein.

... das Entgiftungsorgan Niere zu stärken mit Solidago virgaurea Ø Urtinktur (Ceres)

- **Anwendung:** Trinken Sie während der Kortison-Einnahme zusätzlich dreimal täglich langsam ein halbes Glas Wasser, das jeweils drei Tropfen der Urtinktur enthält.

MIKRONÄHRSTOFFE

Je nach Dosierung und Dauer der Kortison-Therapie (als Richtwert gilt, wenn die Therapie länger als zwei Wochen dauert) sowie Ausprägung von Nebenwirkungen leisten auch folgende begleitend eingenommene Mikronährstoffe wertvolle Dienste:

Kalzium, um das erhöhte Osteoporose-Risiko zu senken, zum Beispiel mit der kombinierten Anwendung von Aufbaukalk 1 morgens und Aufbaukalk 2 abends (beide in Pulverform, von Weleda).

- **Anwendung:** Nehmen Sie jeweils einen Dosierlöffel mit etwas Flüssigkeit ein.

Bei Laktose-Unverträglichkeit gibt es alternativ die laktosefreie Reinsubstanz Calcium als Calciumcitrat (Pure Encapsulations®).

- **Anwendung:** Nehmen Sie zweimal täglich je eine Kapsel zwischen den Mahlzeiten ein, da das Kalzium dann am besten aufgenommen wird; zur besseren Verträglichkeit können Sie es aber auch zu den Mahlzeiten einnehmen.

Wichtig: Bei einer Hyperkalzämie/Hyperkalziurie (= erhöhte Kalziumwerte im Blut/im Urin), Knochenmetastasen, Nephrokalzinose (= krankhafte Ablagerungen von Kalziumsalzen im Bindegewebe und in den Gefäßen der Nieren), Nierensteinen (auf Kalkbasis), Sarkoidose (Morbus Boeck) oder Niereninsuffizienz darf keine Kalziumsubstitution erfolgen. Gleiches gilt für Dialysepatienten.

Vitamin D und **Magnesium** sind für den Aufbau und Erhalt der Knochen unerlässlich. Ihre Substitution ist wichtig, um das erhöhte Osteoporose-Risiko zu senken. Eine Kortison-Therapie fördert die Magnesiumausscheidung im Urin, sodass ein Mangel an diesem Mineralstoff entstehen kann.

- **Anwendung** für Magnesium / Vitamin D zum Ausgleich eines Mangels: Nehmen Sie abends je eine Kapsel Magnesium (300 Milligramm) und Vitamin D ein, wenn der Wert unter 40 ng / ml liegt.

Vitamin C und Zink zur Stärkung geschwächter Nebennieren und zur Verbesserung einer Infektanfälligkeit als Folgen der Kortison-Therapie, etwa als Sanddorn-Ursaft (Weleda).

- **Anwendung:** Sie können den Sanddorn-Ursaft mit Wasser oder Tee verdünnen oder ihn unverdünnt zur Verfeinerung von Quark, Joghurt oder Müsli verwenden.

Vitaminpräparate: Vitamine, die aus der reinen Frucht gewonnen werden, sollten Sie Vitaminpräparaten immer vorziehen. Das gilt auch für die Einnahme von Vitamin C. Dennoch gibt es Alternativen in Kapselform, so zum Beispiel Vitamin C Kapseln (Pure Encapsulations®). Eine Kapsel enthält 250 Milligramm Vitamin C.

- **Anwendung:** Nehmen Sie je eine Kapsel morgens und abends ein.

Vitamin C und Bromelain: Eine weitere Option ist, die Einnahme von Vitamin C mit einer Therapie des antientzündlich wirkenden Ananasenzyms Bromelain zu kombinieren, zum Beispiel BromeZym® Zink 10 (Biogena), das zusätzlich Zink enthält. Die Kombination hat einen positiven Einfluss auf erschöpfte Nebennieren und verringert die durch sie verursachte Müdigkeit.

- **Anwendung:** Nehmen Sie täglich eine Kapsel nüchtern (30 bis 60 Minuten vor oder frühestens zwei Stunden nach einer Mahlzeit) mit viel Flüssigkeit ein.

KEINE AUSLEITUNG NÖTIG

Konkrete Maßnahmen zur Ausleitung des eingenommenen Kortisons sind nicht nötig, denn das Kortison wird nicht eingelagert, sondern vom Organismus innerhalb von etwa vier Wochen selbst abgebaut.

PHYTOTHERAPIE

Als hilfreiche Begleittherapie einer Kortison-Behandlung bieten sich pflanzliche Adaptogene (**siehe Seite 87**) an.

Der Extrakt der Taigawurzel *(Eleutherococcus senticosus)*, auch Sibirischer Ginseng genannt, wirkt regulierend auf geschwächte Nebennieren und hilft dem Organismus, die belastenden Einflüsse durch das Kortison besser zu verarbeiten.

Therapieempfehlung: Taigawurzel-Extrakt als Reinsubstanz, zum Beispiel in Eleuthero (Pure Encapsulations®)

- **Anwendung:** Nehmen Sie täglich eine Kapsel zwischen den Mahlzeiten ein.

Achtung: Extrakte der Taigawurzel können die Wirkung von Antidiabetika, Insulin, Beruhigungsmitteln sowie bestimmten Herzmedikamenten verstärken. Sind Sie auf solche Mittel angewiesen, sollten Sie vorab mit Ihrem Therapeuten die Einnahme von Taigawurzel-Extrakt absprechen.

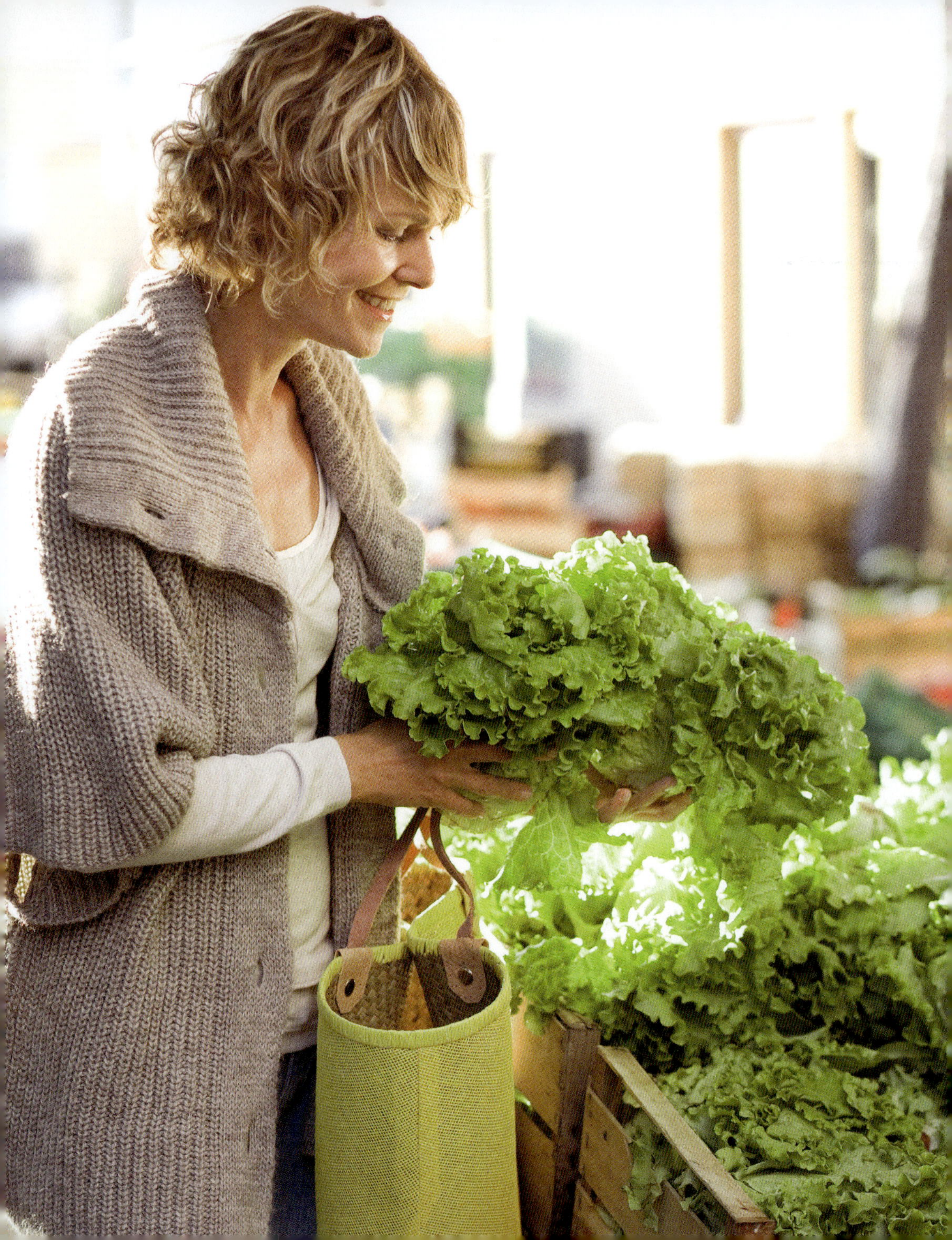

DIE ANTI-ENTZÜNDLICHE ERNÄHRUNG

Frisches Obst und Gemüse der Saison, Salate, Öl, das reich an Omega-3-Fettsäuren ist, viel Fisch, aber wenig und dann fettarmes Fleisch – das sind die wichtigsten Säulen der antientzündlichen Ernährung.

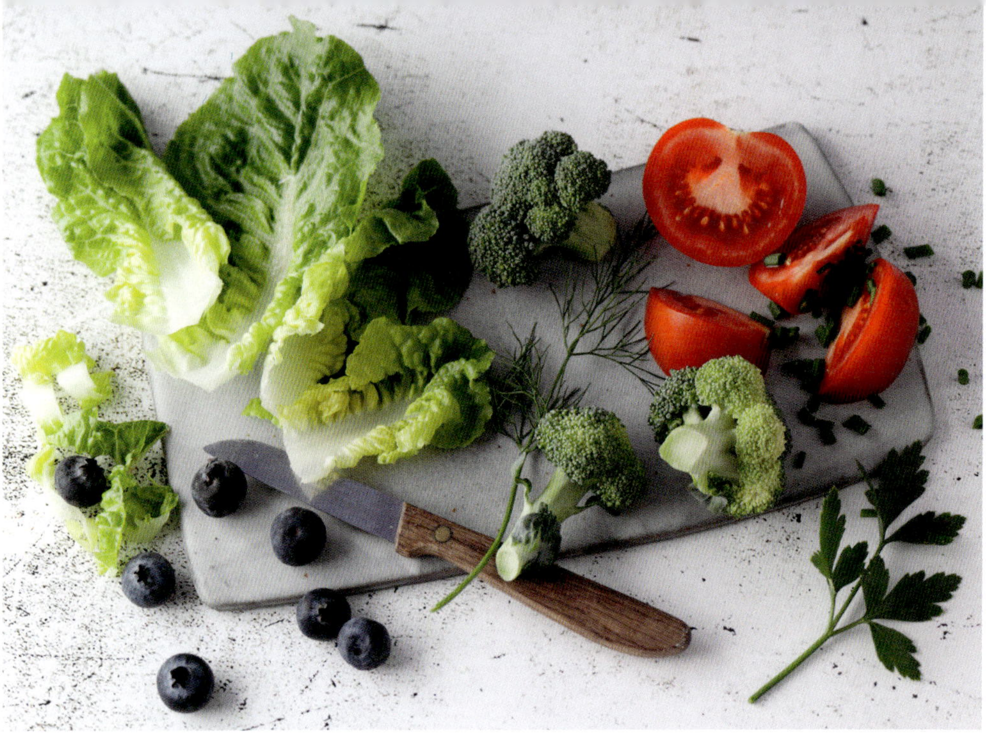

ERNÄHRUNG ALS MEDIZIN

Können Sie sich daran erinnern, was Sie gestern oder vorgestern gegessen haben? Vielleicht ist Ihnen Ihr Mittag- oder Abendessen noch präsent. Aber wie steht es mit den Snacks, den Naschereien und Knabbereien gegen den kleinen Hunger? Es ist schon erstaunlich, wie schnell wir vergessen, was wir in welcher Menge unserem Organismus tagtäglich zuführen. Ein Grund ist, dass uns oft gar nicht bewusst ist, was wir essen. Dementsprechend versorgen wir unseren Körper nicht immer ausreichend mit dem, was er für seine Gesunderhaltung benötigt. Schlimmer noch: Durch den gedankenlosen Verzehr von Chips, Schokolade oder Gummibärchen, von Burgern und Pommes aus der Fastfood-Kette oder von Fertiggerichten aus dem Supermarkt schwächen und überfordern wir unseren Organismus – und leisten so nicht nur überschüssigen Pfunden, sondern auch Gesundheitsstörungen Vorschub. Für Menschen mit einer Autoimmunerkrankung ist eine Ernährung mit viel Zucker, ungünstigen Fetten und wenig sekundären Pflanzenstoffen fatal, weil sie auf diese Weise die Entzündungsprozesse in ihrem Körper stetig weiter anheizen. Wie sich dieser Ernährungsstil einfach ändern lässt, werden wir Ihnen auf den nächsten Seiten genauer erklären. Vorab möchten wir Ihnen ans Herz legen:

- Die mit Bedacht getroffene Auswahl Ihrer Nahrungsmittel ist der erste Schritt in die richtige Richtung! Dazu gehört auch, auf Qualität (Bio-Produkte!) zu achten.
- Machen Sie sich bewusst, dass Ihre Ernährung ein überragendes Therapeutikum für Sie sein kann, das Ihnen dabei hilft, sich schon bald deutlich besser zu fühlen – und dies, ohne dass der Genuss und die Freude am Essen zu kurz kommen.
- Weil, wie Sie inzwischen wissen, Entzündungen die treibende Kraft aller Autoimmunerkrankungen sind, sollten Sie sich so ernähren, dass den Entzündungsvorgängen in Ihrem Körper buchstäblich der Nährboden entzogen wird. Den positiven Effekt werden Sie schon bald spüren: Akute Entzündungszeichen lassen nach, die Schmerzen werden weniger – und oft können Sie auch die Dosis Ihrer Medikamente verringern, oder Sie können sogar ganz darauf verzichten.

MIT DER ERNÄHRUNG DAS IMMUNSYSTEM MODULIEREN

Die Grundsätze der antientzündlichen Ernährung beruhen auf der Erkenntnis, dass wir mit unserer Essweise immer auch einen direkten Einfluss auf unser Immunsystem nehmen: auf unser größtes Immunorgan, den Darm und seine Barrierefunktion, auf die einzelnen Immunzellen und ihre Interaktionen miteinander, aber auch auf die Mediatoren des Immunsystems, also auf die Zytokine und die durch sie gesteuerten Entzündungsprozesse. Die zahlreichen Belege für eine enge Wechselbeziehung zwischen Ernährung und Immunsystem haben zur Etablierung eines

IMMUNONUTRITION

Bei diesem Ernährungskonzept werden bestimmte Lebensmittel und ihre Bestandteile gezielt eingesetzt, um das Immunsystem therapeutisch zu modulieren. Die Umsetzung des Konzepts erfolgt gemäß den Leitlinien der Deutschen Gesellschaft für Ernährungsmedizin (DGEM) und der European Society of Clinical Nutrition and Metabolism (ESPN). Angewendet wird die Immunonutrition vor allem bei Patienten mit schweren Erkrankungen (etwa eine Blutvergiftung oder Krebserkrankung) oder mit Verletzungen, aber auch nach einer Operation.

Ernährungskonzepts geführt, das Immunonutrition (nutrition = Ernährung) genannt wird (**siehe Info Seite 115**).
Es lässt sich in seinem Grundkern auch auf eine Ernährungsform übertragen, von der Menschen mit einer Autoimmunerkrankung in besonderem Maß profitieren: Indem Sie konsequent auf die Nahrungsmittel verzichten, die Entzündungen fördern, und stattdessen bevorzugt Nahrungsmittel essen, deren Bestandteile Entzündungsprozessen effektiv entgegenwirken, tragen Sie selbst entscheidend dazu bei, dass »schwächelnde« Organsysteme gestärkt, ein aus dem Lot geratenes Immunsystem harmonisiert, Entzündungsvorgänge gestoppt – und Beschwerden nachhaltig gelindert werden.

Antioxidantien – unverzichtbar für die antientzündliche Ernährung

Dass Antioxidantien freie Radikale abfangen und damit Entzündungsreaktionen unterbrechen können, wissen Sie bereits. Zudem wirken Antioxidantien effektiv der Bildung von Entzündungsstoffen aus Arachidonsäure entgegen. Menschen mit einer Autoimmunerkrankung haben generell einen erhöhten Bedarf an Antioxidantien. Gute antioxidativ wirkende Nahrungsmittel haben wir in der vorderen Innenklappe zusammengestellt.

Vorsicht, Arachidonsäure

Wenn es Ihnen gelingt, mindestens zwei Fleischmahlzeiten pro Woche durch ein Fischgericht zu ersetzen, tragen Sie bereits viel dazu bei, die Entzündungsprozesse in Ihrem Körper zu entschärfen. Dabei profitieren Sie in doppelter Hinsicht: Zum einen fügen Sie Ihrem Körper viele antientzündlich wirkende Omega-3-Fettsäuren zu. Zum anderen schützen Sie Ihren Körper durch den reduzierten Fleischkonsum vor der Arachidonsäure, einer Omega-6-Fettsäure (**siehe Seite 72**). Vor allem in Schweineschmalz, Innereien, fettreichen Fleisch- und Wurstsorten, aber auch in Butter, Sahne, fettreicher Milch und Eigelb steckt viel Arachidonsäure. Deshalb rät die Deutsche Rheuma-Liga Patienten mit einer rheumatoiden Arthritis sogar, auf Eier ganz zu verzichten und bei Milchprodukten nur fettarme Varianten zu verwenden. Dass Arachidonsäure wie kaum eine andere Substanz Entzündungen anheizt, zeigt sich nicht zuletzt darin, dass es bereits innerhalb von zwei Tagen zu einer wesentlichen Besserung der Entzündung – und damit auch der Beschwerden – kommt, wenn dem Körper durch Fasten überhaupt keine Arachidonsäure zugeführt wird.

OMEGA-3-FETTSÄUREN – GEGENSPIELER DER ARACHIDONSÄURE

Wer nicht zu einer vegetarischen Ernährungsweise wechseln möchte – was tatsächlich die wirkungsvollste Art ist, die Zufuhr von Arachidonsäure zu umgehen –, kann gezielt Omega-3-Fettsäuren, die Gegenspieler der Omega-6-Fettsäuren, aufnehmen. Ein sehr guter Lieferant insbesondere der Omega-3-Fettsäuren EPA und DHA ist Seefisch, allen voran Thunfisch, Hering, Lachs und Makrele. Wenn Sie keinen Fisch mögen oder ihn nicht vertragen, können Fischölkapseln eine Alternative für Sie sein.

Der Körper kann EPA auch aus der Omega-3-Fettsäure Alpha-Linolensäure bilden, die vor allem in bestimmten Pflanzenölen wie Leinöl, Walnussöl und Rapsöl enthalten ist.

Leinöl – am besten in kalt gepresster Form – gehört zu den besten pflanzlichen Lieferanten von Omega-3-Fettsäuren. Dass es allerdings immer noch um einen festen Platz in der heimischen Küche kämpfen muss, liegt an seinem gewöhnungsbedürftigen Geschmack, der an frisch geschnittenes Heu erinnert. Eine Chance hat das Öl jedoch auf jeden Fall verdient: Ein Teelöffel Leinöl ins Müsli, zur Rohkost oder in den Salat gegeben (kombiniert zum Beispiel mit Olivenöl für besseren Geschmack) – und schon haben Sie den täglichen Bedarf an Omega-3-Fettsäuren weitgehend gedeckt. Sie können die positiven Wirkungen von Leinöl noch verstärken, indem Sie es mit eiweißhaltigen Speisen wie Quark oder Joghurt kombinieren. Leinöl sollte jedoch nicht erhitzt werden, deshalb ist es zum Braten oder Backen nicht geeignet.

Chia-Samen: Den vermutlich höchsten Anteil an Omega-3-Fettsäuren überhaupt besitzen die Samen der in Südamerika (vor allem in Mexiko) beheimateten Chia-Pflanze *Salvia hispanica*: Tatsächlich enthalten die Samen sogar mehr Omega-3-Fettsäuren als Seefisch. Zudem sind sie eine hervorragende Eiweißquelle, sehr potente Antioxidantien, reich an Ballaststoffen, glutenfrei, kalorienarm und reich an Mineralstoffen wie Kalzium und Magnesium sowie an Spurenelementen (vor allem Selen und Eisen).

Chia-Samen sind damit für eine antientzündliche Ernährungsweise unverzichtbar. Sie schmecken leicht nussig und lassen sich fast überall einrühren: ins Müsli, in Smoothies, in die Salatsauce oder in den Pudding. Auch in Brot oder Pizzateig können Chia-Samen eingebacken werden. Weil die Samen viel Wasser aufnehmen und schnell aufquellen, empfiehlt das Bundeszentrum für Ernährung, nicht mehr als 15 Gramm davon pro Tag zu essen und zusätzlich sehr viel zu trinken.

Wichtig: Nehmen Sie gerinnungshemmende Medikamente ein, sollten Sie den Verzehr von Chia-Samen vorab mit Ihrem Therapeuten besprechen.

Verzicht auf Gluten – einen Versuch ist es wert

Auch wenn bei Ihnen keine Allergie oder Unverträglichkeit gegenüber Gluten nachgewiesen werden konnte, lohnt sich der Versuch, sich zumindest einige Zeit glutenfrei zu ernähren – dies gilt vor allem dann, wenn bei Ihnen ein Leaky-Gut-Syndrom (**siehe Seite 31**) vorliegt beziehungsweise wenn Sie immer wieder Darmprobleme haben.

Gluten kommt in vielen Getreidesorten vor, etwa in Weizen, Roggen, Gerste, Dinkel und

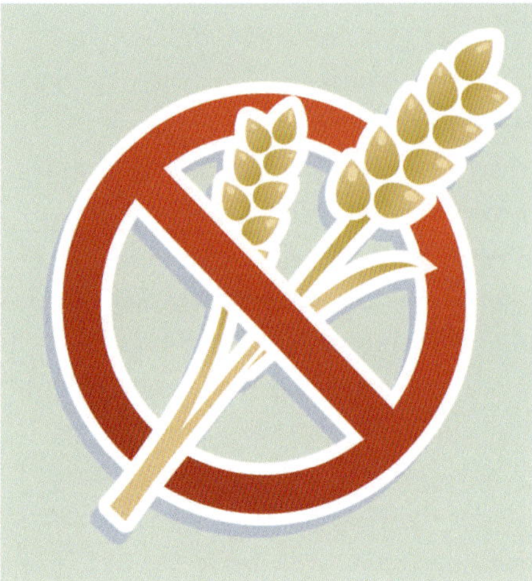

Das Symbol »durchgestrichene Ähre« kennzeichnet glutenfreie Lebensmittel.

Grünkern. Aber auch mit Hafer sollten Sie vorsichtig sein. Die Deutsche Zöliakie-Gesellschaft hält den Genuss von Hafer für Zöliakiekranke zwar im Prinzip für unbedenklich, aber nur dann, wenn er nicht durch Weizen- oder Gerstenrückstände aus einer Mühle verunreinigt ist. Greifen Sie deshalb unbedingt auf Haferprodukte zurück, die mit dem Symbol der durchgestrichenen Ähre gekennzeichnet sind. Eindeutig glutenfrei sind Buchweizen, Amaranth, Quinoa, Kichererbsen, Hirse, Sojamehl und Reis. Gluten gehört zu den Lektinen. Mehr dazu auf **Seite 34**.

Pflanzliches Eiweiß bevorzugen

Wer sich antientzündlich ernährt, sollte auch auf eine ausreichende Zufuhr an Eiweiß (Protein) und dessen Bausteine, den insgesamt 20 verschiedenen Aminosäuren, achten. Aminosäuren sind nicht nur für fast alle Stoffwechselvorgänge im Körper wichtig, sondern einige von ihnen unterstützen die Wirkung von Antioxidantien oder entschärfen entzündungsfördernde Sauerstoffradikale. Allerdings kann unser Körper acht von ihnen nicht selbst herstellen. Deshalb ist es wichtig, pro Tag 50 bis 55 Gramm Eiweiß zu essen. Denn wenn der Organismus nur mit einer Aminosäure unterversorgt ist, wird auch die Funktion aller anderen Proteine beeinträchtigt. Fleisch ist zwar im Prinzip der beste Eiweißlieferant, dennoch sollten Sie möglichst pflanzlichem Eiweiß den Vorzug geben, damit Ihr Körper keine entzündungsfördernden Eicosanoide bilden kann. Gute pflanzliche Eiweißlieferanten sind zum Beispiel Hülsenfrüchte, Nüsse, Samen, Sprossen, Quinoa, Buchweizen und Amaranth.

Essen Sie kohlenhydratbewusst!

Das bedeutet vor allem, naturbelassenen (langkettigen) ballaststoffreichen Kohlenhydraten grundsätzlich den Vorzug zu geben. Verzichten Sie auf industriell verarbeitete Kohlenhydrate wie Haushaltszucker, Weißmehl, weißen Reis und weiterverarbeitete Kartoffeln wie Pommes, Chips, Kartoffelpüree. Aber auch Cornflakes, Limonade und andere Softdrinks sollten tabu sein. Denn abgesehen davon, dass sie unserem Körper nur »leere« Kalorien bieten, sorgen sie außerdem

für einen zu schnellen und zu hohen Anstieg des Blutzuckerspiegels, was wiederum die Betazellen der Bauchspeicheldrüse dazu veranlasst, vermehrt Insulin auszuschütten. Ein immer wieder zu hoher Insulinspiegel leistet allerdings nicht nur der Entstehung von Zivilisationskrankheiten wie Typ-2-Diabetes Vorschub, sondern er wirkt generell entzündungsfördernd. Ideal ist es daher, wenn die Kohlenhydratzufuhr nach der glykämischen Last (GL) erfolgt (**siehe Info unten**).
Übrigens: Neben ballaststoffreichen Lebensmitteln verlangsamen auch eiweißreiche Nahrungsmittel den Blutzuckeranstieg!

GESUNDE BALLASTSTOFFE

Ballaststoffe sind natürliche Bestandteile der pflanzlichen Kost. Sie gehören zu den unverdaulichen Kohlenhydraten, das heißt, sie liefern kaum Energie (zwei Kilokalorien pro Gramm) und sie werden auch nicht zu Zucker abgebaut. Tierische Nahrungsmittel enthalten so gut wie keine Ballaststoffe.
Ballaststoffe nehmen in unterschiedlich hohem Maß Flüssigkeit auf. Dementsprechend wird zwischen zwei Arten unterschieden:

- **Unlösliche Ballaststoffe** (Füllstoffe) kommen im Darm weitgehend unverdaut als ganze Fasern an. Indem sie das Stuhlvolumen vergrößern, sorgen sie dafür, dass der Darm Abbauprodukte schneller abtransportiert. Beispiele für unlösliche Ballaststoffe sind die Schalen von Getreidekörnern, allen voran Vollkorngetreide, Weizenkleie, Hülsenfrüchte, Nüsse und Mandeln.
- **Lösliche Ballaststoffe** werden auch Quellstoffe genannt, weil sie viel Flüssigkeit binden, aufquellen und so ihr Volumen vergrößern. Sie werden im Dickdarm von den Bakterien der Darmflora abgebaut. Da-

GLYKÄMISCHER INDEX / GLYKÄMISCHE LAST

Der glykämische Index (GI) gibt an, wie schnell und wie stark ein Lebensmittel den Blutzucker ansteigen lässt. Je schneller beziehungsweise höher der ausgelöste Blutzuckeranstieg, desto höher der glykämische Index.
Es hat sich allerdings gezeigt, dass der GI die tatsächliche Kohlenhydratmenge nur ungenügend berücksichtigt. Deshalb wurde der GI zur glykämischen Last (GL) weiterentwickelt.
Die glykämische Last berücksichtigt nicht nur den Einfluss eines Lebensmittels auf den Blutzuckerspiegel, sondern auch, wie viele Kohlenhydrate ein Nahrungsmittel enthält.
Das neue Konzept hat zu einigen drastischen Änderungen in den Tabellenwerken zum glykämischen Index geführt. So haben etwa gekochte Möhren zwar einen hohen glykämischen Index, enthalten aber insgesamt wenig Kohlenhydrate, sodass die glykämische Last nun deutlich weniger ins Gewicht fällt, weil der Blutzuckereffekt gering ist (GI = 85, aber GL nur 7,7).

durch werden dem Darm wichtige Substanzen in Form von Gasen und kurzkettigen Fettsäuren geliefert, die zum Beispiel die Aktivität von Entgiftungsenzymen steigern und somit für eine gesunde Darmschleimhaut sorgen. Beispiele für lösliche Ballaststoffe sind Obst(schalen), Möhren und anderes Wurzelgemüse, Topinambur, Algen oder Schleimstoffe aus Hafer und Hülsenfrüchten.

Die Deutsche Gesellschaft für Ernährung empfiehlt, täglich 30 Gramm Ballaststoffe zu sich zu nehmen. Ideal ist es, wenn der Bedarf an Ballaststoffen je zur Hälfte aus Getreide und Getreideprodukten sowie aus frischem Obst und Gemüse gedeckt wird.

Antientzündliche Kost bedeutet basische Kost

Wenn Sie gemäß den Prinzipien der antientzündlichen Ernährung Ihren Eier-, Fleisch-, Wurst- und (fettreichen) Käsekonsum auf ein Minimum reduzieren, leisten Sie bereits einen wichtigen Beitrag, Ihren Körper vor einer Übersäuerung zu schützen. Denn tierisches Eiweiß ist einer der wichtigsten Säurebildner, genauso wie raffinierter Zucker, Weißmehl und raffinierte, gehärtete Fette und Öle. Basenspendende Lebensmittel sind unter anderem die meisten Gemüse- und Obstsorten – also im Wesentlichen die Nahrungsmittel, die auch bei der antientzündlichen Ernährung eine wichtige Rolle spielen.

BALLASTSTOFFE IN KLEINEN SCHRITTEN ZUFÜHREN

Wenn Sie bisher eher wenig Ballaststoffe gegessen haben, sollten Sie Ihre Ernährung in kleinen Schritten umstellen, um den Darm an die erhöhte Zufuhr von Ballaststoffen zu gewöhnen – ein Prozess, der sich durchaus über einige Wochen hinziehen kann. Dies gilt vor allem für Leaky-Gut-Patienten, die mit Vollkornprodukten generell vorsichtig sein sollten. Beginnen Sie zum Beispiel mit Gemüsesorten, die wie Kartoffeln, Möhren, Sellerie oder Fenchel besser verträglich sind als besonders ballaststoffreiche Nahrungsmittel wie Hülsenfrüchte oder Kohl. Anstelle von Gemüse als Beilage bietet sich auch eine (pürierte) Gemüsesuppe an. Und statt eines grobkörnigen Vollkornbrots ist ein fein vermahlenes verträglicher. Sollten Sie kein Vollkornbrot mögen, ist Roggenbrot auf jeden Fall ballaststoffreicher als Weizenbrot. Wichtig ist, dass Sie viel trinken, damit die Ballaststoffe im Darm aufquellen können. Stellen Sie fest, dass Sie Ballaststoffe nicht gut vertragen, sollten Sie sich in erster Linie nach Ihrer individuellen Verträglichkeit richten und zum Beispiel ganz auf Vollkornprodukte oder Hülsenfrüchte verzichten. Ist der Verzehr einer kleineren Menge an Ballaststoffen generell möglich, kann es eventuell helfen, rohes Gemüse vorab in etwas Flüssigkeit bissfest zu dünsten oder bei einem Sandwich ein Weißbrot mit einem Vollkornbrot zu kombinieren.

Probiotika für einen gesunden Darm

Probiotika (**siehe Seite 65**) und Präbiotika wie die löslichen Ballaststoffe Inulin (zum Beispiel in Topinambur) und Oligofruktose (etwa in Chicorée, Knoblauch, Zwiebeln oder Artischocken) sorgen für eine ausgeglichene Darmflora, unterstützen die Darmschleimhaut und stärken das Immunsystem. Das beste Probiotikum ist Sauerkraut, das durch die Fermentation von Weißkohl mithilfe von Milchsäurebakterien entsteht. Wer frisches, nicht pasteurisiertes Sauerkraut verzehrt, liefert dem Körper viele unverarbeitete »natürliche« Milchsäurebakterien. Wer Sauerkraut nicht mag oder nicht verträgt, kann auf probiotische Naturjoghurts oder Kefir zurückgreifen.

Heilfasten gegen die Entzündung

Heilfasten heißt, für eine Weile fast vollständig auf Nahrung zu verzichten. Schon nach kurzer Zeit stellt der Körper auf eine innere Ernährung um, indem er sämtliche Stoffwechselprozesse »ökonomisch« effektiv umschaltet. Zunächst verbraucht der Körper sämtliche Zuckerreserven, dann schaltet er auf Fettverbrennung um. So wird unter anderem Fett abgebaut, das die Leber in ihre Zellen einlagert, wenn wir mehr Fett als nötig aufnehmen. Durch das Fasten können die Leberzellen regenerieren. Zudem steigt unter anderem der Cortisolspiegel an, wovon nicht zuletzt ermüdete Nebennieren profitieren. Außerdem wird der Darm beim Fasten gereinigt und kann regenerieren.

Heilfasten kann für Menschen mit einer Autoimmunerkrankung ein wirksames Mittel sein, um Entzündungsreaktionen zu reduzieren und Beschwerden nachhaltig zu lindern. Für die rheumatoide Arthritis ist der antientzündliche Effekt wissenschaftlich belegt. Daneben wirkt Heilfasten wie eine umfassende Entschlackungs- und Entgiftungskur, durch den Abbau von Abfallprodukten wie bestimmten Proteinen in den Zellen findet buchstäblich eine Zellreinigung statt.
Fasten ist allerdings nicht für jeden geeignet. Nicht fasten sollten Sie, wenn Sie Untergewicht haben, unter einem Nährstoffmangel leiden oder Typ-1-Diabetiker sind.
Können Sie während des Fastens nicht auf Ihre Medikamente verzichten, sollten Sie unter therapeutischer Anleitung fasten.
Es gibt verschiedene Fastenformen: Am strengsten ist das Heilfasten, bei dem Sie zehn Tage bis zwei Wochen lang ausschließlich Wasser und Kräutertee (Fenchel-, Kamillen- oder Pfefferminztee, drei bis vier Liter pro Tag) trinken. Bei anderen Fastenkuren nimmt man täglich eine kleine Menge an Kohlenhydraten zu sich.

ANTIENTZÜNDLICHE REZEPTE

Auf den **Seiten 122 bis 137** stellen wir Ihnen beispielhaft 19 Rezepte auf der Basis der antientzündlichen Ernährung vor. Sie sollen als Anregung dienen, Ihren Speiseplan in diese Richtung umzugestalten.

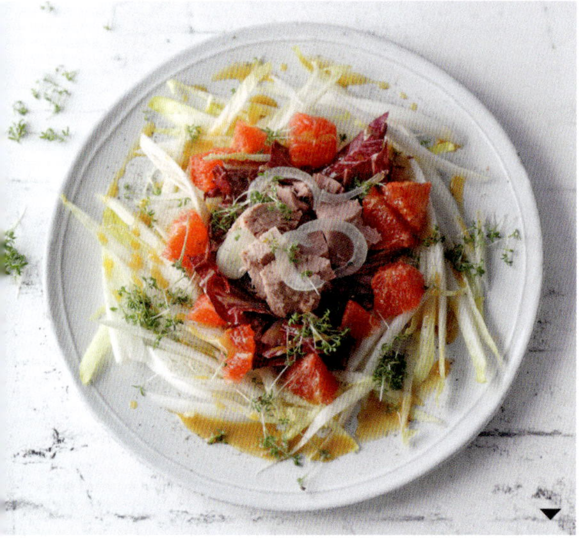

CHICORÉE-THUNFISCH-SALAT

Für den Salat: 200 g Chicorée • 200 g Radicchio • ½ mittelgroße Grapefruit • 1 kleine Schalotte • 2 Dosen Thunfisch (300 g Abtropfgewicht)
Für die Salatsoße: 1 kleine Knoblauchzehe • 1 EL Walnussöl • 1 EL Olivenöl • 1 EL Zitronensaft • 1 TL Orangenmarmelade (alternativ eine andere Fruchtmarmelade) • Meersalz • Pfeffer • ½ gestrichener TL mittelscharfer Senf (bei Bedarf) • ½ Karton Gartenkresse

Für 4 Personen
Pro Portion: 277 kcal, 18 g F, 10 g KH, 19 g E

1. Den Chicorée waschen und längs in dünne Streifen schneiden. Den Radicchio in Blätter zerteilen, diese waschen und trocken schleudern, dann in mundgerechte Stücke zerzupfen.
2. Die Grapefruit sorgfältig schälen und das Weiße der Schale und der Achse vollständig entfernen. Dann die Frucht in ca. 2 cm große Stücke schneiden, dabei den ablaufenden Saft auffangen. Die Schalotte schälen und in sehr feine Ringe schneiden.
3. Die Chicoréestreifen auf einer großen Tellerschale zu einem äußeren Ring anordnen. Nach innen einen Ring aus Radicchioblättern legen. In der Mitte den Thunfisch aufhäufen, die Schalotten darauf verteilen.
4. Den Knoblauch schälen und pressen und mit den Ölen, dem Zitronen- und Grapefruitsaft und der Marmelade zu einer Salatsoße verrühren. Mit Salz und Pfeffer abschmecken. Gegebenenfalls etwas mittelscharfen Senf als Emulgator zugeben.
5. Die Vinaigrette über den Salat und Thunfisch geben. Die Kresse abschneiden, waschen und den Salat damit garnieren.

NACHHALTIGER THUNFISCHFANG

Über 30 Prozent der Thunfischbestände sind zu stark befischt oder bereits überfischt. Achten Sie aus diesem Grund beim Kauf von Thunfisch darauf, dass die Fische nachhaltig aus nicht überfischten Beständen und mit Angelruten gefangen wurden.

APFEL-ENDIVIEN-SALAT

1 ganzer Endiviensalat • 4 EL Olivenöl • 2 EL naturtrüber Apfelessig • 4 EL Joghurt (1,5 % Fett) • Salz • Pfeffer • 1 Apfel alter deutscher Sorte (ca. 150 g) • 2–3 Frühlingszwiebeln • ½ Bund Schnittlauch • 1 EL gehackte Liebstöckelblätter

Für 4 Personen
Pro Portion: 186 kcal, 14 g F, 9 g KH, 6 g E

1. Vom Endiviensalat die äußeren unschönen und dunkelgrünen Blätter entfernen, die hellgrünen und gelben Blätter vom Strunk zupfen, gründlich waschen und trocken schleudern. Danach in mundgerechte Stücke zupfen.
2. Aus Öl, Essig, Joghurt, Salz und Pfeffer die Salatsoße rühren.
3. Den Apfel gut waschen (nicht schälen), vierteln und das Kerngehäuse herausschneiden. Die Viertel in ca. 2 mm dicke Scheiben schneiden und sofort in die Salatsoße geben.
4. Frühlingszwiebeln und Schnittlauch waschen, in feine Ringe schneiden und zusammen mit dem Liebstöckel in die Salatsoße geben.
5. Salatblätter und Soße erst unmittelbar vor dem Servieren vorsichtig vermengen.

MÖHREN-SELLERIE-SALAT

Für die Salatsoße: 2 TL Olivenöl • 2 TL Traubenkernöl • 1 EL Apfelessig aus Direktsaft • 1 TL mittelscharfer Senf • 4 EL naturtrüber Apfelsaft • ca. 1 TL Meersalz
Für den Salat: 500 g Möhren • 1 mittelgroßer Apfel (ca. 150 g) • 500 g Sellerieknolle • 1 Bund Schnittlauch • 1 EL gehackte Liebstöckelblätter

Für 4 Personen
Pro Portion: 173 kcal, 13 g F, 15 g KH, 8 g E

1. Die Öle, den Essig, Senf, Apfelsaft und das Salz verrühren, bis sich der Senf ganz aufgelöst hat.
2. Möhren, Apfel und Sellerie schälen und in mittlerer Stärke mit der Küchenmaschine raspeln. Den Schnittlauch hacken. Liebstöckel und zwei Drittel des Schnittlauchs unter die Raspel mengen.
3. Die Salatsoße vorsichtig unterheben. Den Salat mindestens 1 Std. im Kühlschrank abgedeckt ziehen lassen.
4. Den Salat auf vier Tellern anrichten und vor dem Servieren noch mit dem restlichen Schnittlauch garnieren.

HOCHWERTIGES LEINÖL

Um den Bedarf an Omega-3-Fettsäuren zu decken, geben Sie zu den Salaten einen Schuss hochwertiges Leinöl aus dem Bioladen – zusätzlich zum Walnuss- oder Olivenöl, damit der Geschmack noch stimmt.

ROTE-BETE-SUPPE

ca. 600 g Rote Beten • 3 g Ingwerknolle • 2 EL Rapsöl • 1 l Mineralwasser • 250 ml Gemüsefond • 2 Hühnerschenkel (ca. 400 g) • Meersalz • 1 Lorbeerblatt • 1 Bund glatte Petersilie • 100 ml saure Sahne • 1 TL Olivenöl • frisch gemahlener Pfeffer • 1 Msp. geriebene Muskatnuss

Für 4 Personen
Pro Portion: 386 kcal, 24 g F, 16 g KH, 24 g E

1. Die Roten Beten waschen, schälen und in kleine Würfel schneiden. Den Ingwer schälen und ganz fein würfeln. Die Roten Beten mit dem Ingwer bei mittlerer Hitze etwa 10 Min. im Rapsöl anschwitzen, dann mit Mineralwasser und Gemüsefond aufgießen und zum Kochen bringen.
2. Die Hühnerschenkel, ca. 1 EL Salz und das Lorbeerblatt in die Suppe geben und alles ca. 45 Min. bei geschlossenem Deckel köcheln lassen.
3. Inzwischen die Petersilie fein hacken. Eine Hälfte mit der sauren Sahne und dem Olivenöl vermengen und das Ganze mit Salz und Pfeffer abschmecken.
4. Die Hühnerschenkel und das Lorbeerblatt aus der Suppe nehmen. Das Fleisch von den Knochen lösen, klein schneiden und wieder in die Suppe geben (die Haut nicht mit verwenden). Falls die Suppe zu dick ist, mit Mineralwasser aufgießen.
5. Den Topf vom Herd nehmen, die restliche Petersilie unter die Suppe rühren und diese mit Muskatnuss, Salz und Pfeffer abschmecken.
6. Die Suppe auf vier Teller verteilen, dabei jeweils 1 gehäuften Esslöffel der gewürzten sauren Sahne in die Mitte setzen.

ASIATISCHE SÜSSKARTOFFEL-MÖHREN-SUPPE

500 g Möhren • 500 g Süßkartoffeln • 1 Zwiebel • ca. 5 g Ingwerknolle • ½ Bund Korianderkraut • 2 EL Kokosöl • 1 EL rote Currypaste • 350 ml Mineralwasser • 400 ml Kokosmilch • 1 Limette • Salz • 1 EL gehobelte Mandeln

Für 4 Personen
Pro Portion: 300 kcal, 12 g F, 39 g KH, 5 g E

1. Die Möhren und die Süßkartoffeln waschen und schälen, die Zwiebel schälen und alles fein würfeln.
2. Den Ingwer schälen und ganz fein würfeln. Den Koriander waschen, trocken tupfen und hacken.
3. Die Zwiebelwürfel im Öl ca. 5 Min. anschwitzen, dann den Ingwer, die Süßkartoffeln und die Currypaste zugeben und mit dem Mineralwasser aufgießen. Alles gut vermengen.
4. Etwa 20 Min. bei geschlossenem Deckel köcheln lassen, dann die Möhrenwürfel und die Kokosmilch zugeben und weitere 15 Min. köcheln lassen. Abschließend mit einem Pürierstab das Gemüse zu einer sämigen Suppe verarbeiten.

5. Die Suppe mit dem Saft der Limette und Salz abschmecken. In vier Suppenschalen füllen und mit dem Koriander und den gehobelten Mandeln bestreuen.

KLARE FISCHSUPPE

ca. 200 g Zwiebeln • 2 Knoblauchzehen • ca. 100 g Möhren • ca. 175 g Staudensellerie • 4 Frühlingszwiebeln • ca. 200 g Lauch • 100 g Blumenkohl • 100 g Brokkoli • 20 g Liebstöckel • 2 EL Rapsöl • 100 ml trockener Weißwein • 1 Zweig Thymian • 2 Lorbeerblätter • Salz • 360 g grätenfreier frischer Lachs • 50 g Schnittlauch • Pfeffer • 2 Msp. gemahlene Muskatnuss

Für 4 Personen
Pro Portion: 290 kcal, 14 g F, 13 g KH, 22 g E

1. Die Zwiebeln schälen und in dünne Ringe schneiden, die Knoblauchzehen schälen und fein hobeln. Die Möhren schälen und in kleine Würfel schneiden.
2. Den Staudensellerie, die Frühlingszwiebeln und den Lauch waschen, vom Lauch die sehr dunklen Blätter entfernen, alles putzen und in dünne Ringe schneiden.
3. Blumenkohl und Brokkoli waschen, die feinen Röschen abschneiden und den Strunk jeweils fein würfeln. Den Liebstöckel waschen, trocken tupfen und hacken.
4. Die Zwiebelringe in Öl bei mittlerer Hitze goldgelb anbraten, mit dem Weißwein ablöschen und so lange köcheln lassen, bis nur noch wenig Flüssigkeit im Topf ist.
5. Möhren, Blumenkohl, Brokkoli, Lauch, Liebstöckel, Thymian, Lorbeerblätter, 1 gehäuften TL Salz und 1 l Wasser zugeben. Bei geschlossenem Deckel rund 15 Min. köcheln lassen. Dann die gehobelten Knoblauchzehen zugeben.
6. Den Fisch in etwa 2 × 2 cm große Stücke schneiden, zusammen mit dem Staudensellerie und den Frühlingszwiebeln in die Suppe geben und alles noch etwa 5–10 Min. bei geschlossenem Deckel und geringer Hitze garen lassen.
7. Den Schnittlauch in feine Röllchen schneiden. Die Suppe mit Salz, Pfeffer und Muskatnuss abschmecken, auf Suppenteller verteilen und mit dem Schnittlauch bestreut servieren.

◀

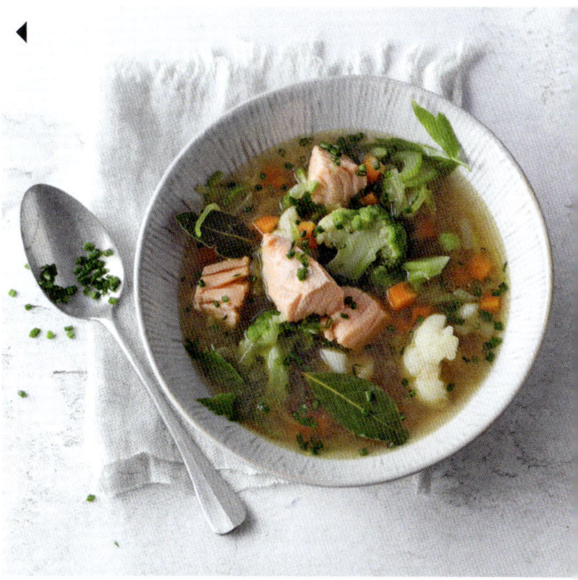

GRÜNKOHLEINTOPF

2 Vinschgauer-Brötchen (ca. 300 g) • 8 EL Olivenöl • 200 g Zwiebeln • 2 Stangen Staudensellerie • 1 Stange Lauch • ca. 300 g Fenchelknolle • 300 g frischer Grünkohl • 150 g Zucchini • 300 g Kartoffeln • 300 g Möhren • 500 g Weißkohl • ½ TL Kümmelsamen • 200 ml passierte Tomaten • 500 ml Gemüsefond • Meersalz • Pfeffer • 4 Zweige Thymian • ½ Bund glatte Petersilie

Für 4 Personen
Pro Portion: 591 kcal, 27 g F, 65 g KH, 21 g E

1. Die Vinschgauer-Brötchen in kleine Würfel schneiden und in 2 EL Olivenöl bei mittlerer Hitze zu rundum knusprigen Croûtons braten.
2. Die Zwiebeln schälen und fein würfeln. Den Staudensellerie und den Lauch waschen, putzen und in dünne Ringe schneiden. Den Fenchel waschen, den Strunk keilförmig herausschneiden und den Fenchel ebenfalls in dünne Ringe schneiden. Den Grünkohl und die Zucchini waschen und putzen. Die Kartoffeln und Möhren waschen und schälen, dann Möhren, Kartoffeln und Zucchini fein würfeln, den Grünkohl hacken.
3. Die äußeren Blätter des Weißkohls entfernen, den Strunk keilförmig herausschneiden und den Weißkohl in feine Streifen schneiden. Alles separat bereitstellen. Den Kümmel zerstoßen.
4. Die Zwiebel- und Möhrenwürfel in einem großen Topf in 3 EL Olivenöl bei mittlerer Hitze 10–15 Min. anschwitzen, dann Zucchini, Staudensellerie, Fenchel, Kartoffeln und das restliche Öl zugeben, vermengen und für weitere 10 Min. unter gelegentlichem Rühren garen.
5. Die passierten Tomaten, den Weißkohl, Grünkohl, Gemüsefond, 1 TL Salz, Pfeffer, Thymian und Kümmel zugeben, gut vermengen und bei niedriger Hitze und geschlossenem Deckel 30–40 Min. garen.
6. Den Topf von der Kochstelle nehmen und die Brot-Croûtons gleichmäßig unter das Gemüse mischen.
7. Den Eintopf abkühlen lassen und zugedeckt über Nacht kühl stellen.
8. Am Folgetag den Eintopf sanft erhitzen und kurz durchrühren, gegebenenfalls mit Wasser bis zur gewünschten Konsistenz auffüllen. Bei Bedarf mit Salz und Pfeffer nachwürzen.
9. Die Petersilie waschen, trocken tupfen, die Blättchen abzupfen. Den Eintopf auf vorgewärmte Suppenschalen verteilen und mit der Petersilie dekorieren.

TIPPS

Wenn Sie den Eintopf abkühlen lassen und erneut erhitzen, intensiviert sich der Geschmack des Gemüses.
Sie können den Eintopf auch mit geriebenem Hartkäse überbacken.

PETERSILIENTOMATEN

150 g glatte Petersilie • 25 g frische Pfefferminzblätter • 20 g Liebstöckel • 10 g frischer Koriander • ca. 250 g Cherry-Tomaten • ca. 80 g Schalotten • 2 EL Senfkörner • ½ TL grobes Meersalz • 2 EL Cashewkerne • 3 EL Sesam • ½ TL Honig • 3 EL Zitronensaft • 6 EL Olivenöl • Salz • Pfeffer • 2 Knoblauchzehen

Für 4 Personen
Pro Portion: 337 kcal, 46 g F, 14 g KH, 8 g E

1. Alle Kräuter waschen, trocken tupfen, jeweils die Blätter von den Stängeln zupfen und klein hacken.
2. Die Cherry-Tomaten waschen, vierteln, das Kernfleisch herausschneiden und anderweitig verwenden, dann das Fruchtfleisch fein würfeln. Die Schalotten schälen und klein hacken.
3. Die Senfkörner mit dem groben Meersalz im Mörser zerstoßen.
4. Die Cashewkerne grob hacken und zusammen mit dem Sesam in einer Pfanne ohne Fett bei mittlerer Hitze leicht anrösten.
5. Die Senfkörner-Salz-Mischung mit dem Honig, Zitronensaft, Olivenöl, Salz und Pfeffer zu einem Dressing verrühren. Die Knoblauchzehen schälen, in das Dressing pressen und unterrühren.
6. Die gehackten Kräuter, die Tomaten- und Schalottenwürfel vorsichtig mit dem Dressing vermischen.
7. Auf Salattellern verteilen und mit Sesam und Cashewkernen bestreuen.

▲

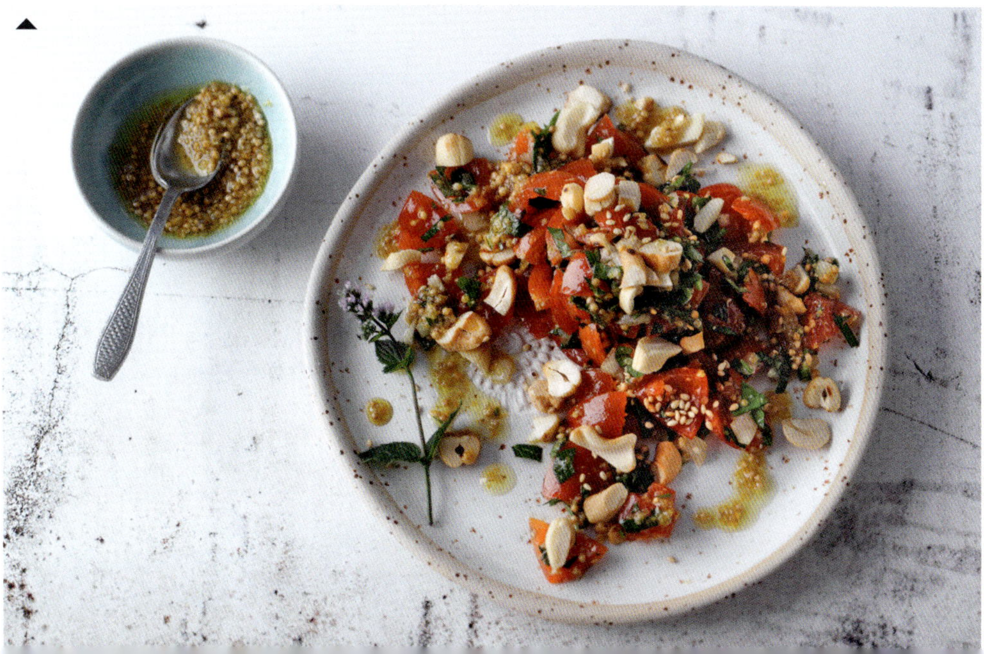

MEDITERRANER GRILLTELLER

je 1 rote, gelbe, grüne Paprikaschote • ca. 400 g Zucchini • 1 Gemüsezwiebel • 1 Zitrone • 4 EL Olivenöl • ½ TL Meersalz • Pfeffer • 1 EL Kapern • 4 Zweige Thymian • 1 Zweig Rosmarin • 2 Knoblauchzehen • 10 Basilikumblätter • 75 g Parmesan (am Stück)

Für 4 Personen
Pro Portion: 269 kcal, 33 g F, 11 g KH, 10 g E

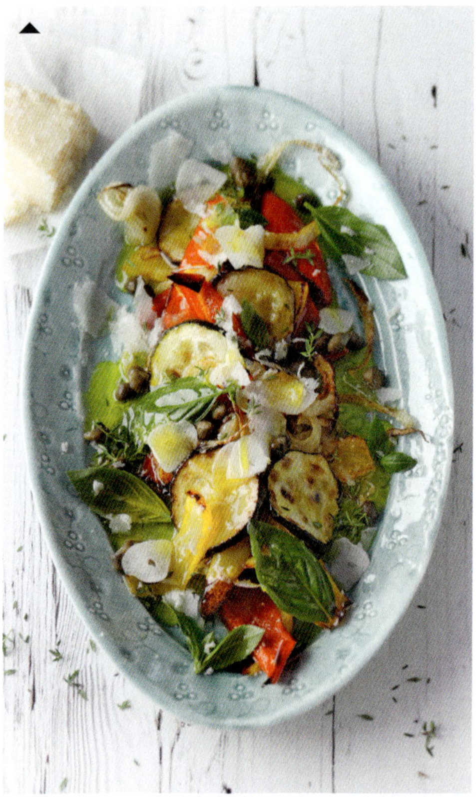

1. Die Paprikaschoten waschen, entkernen, die Trennwände entfernen und die Paprika der Länge nach in je 12 Segmente schneiden. Die Zucchini waschen, putzen und in Scheiben von ca. 5 mm Stärke schneiden.
2. Die Zwiebel schälen und in dünne Ringe von etwa 3 mm Stärke schneiden. Die Zitrone auspressen.
3. Den Backofen auf 175° vorheizen. Das Gemüse mit dem Öl, Salz, Pfeffer und den Kapern sorgfältig vermengen, sodass das Gemüse allseitig vom Öl benetzt ist.
4. Thymian- und Rosmarinzweige auf den Boden einer Auflaufform legen und die Gemüsemischung gleichmäßig darauf betten. Die Auflaufform in den Backofen stellen und das Gemüse etwa 25 Min. garen. Dabei 2- bis 3-mal mit Zitronensaft beträufeln.
5. Die Knoblauchzehen schälen, hobeln und im restlichen Zitronensaft einlegen. Die Basilikumblätter waschen, trocken tupfen und zerzupfen.
6. Ist das Gemüse gar, auf Tellern verteilen, den Parmesan darüberhobeln, den marinierten Knoblauch darüberstreuen und mit den Basilikumblättern dekorieren.

KALTE VARIANTE

Das gegrillte Gemüse schmeckt auch kalt sehr gut. Es kann mit Aceto balsamico und Olivenöl noch verfeinert werden.

KELTISCHE PIZZA

Für den Bodenbelag: *1 frische Knoblauchzehe • 200 ml passierte Tomaten • ½ TL Rohrzucker • 160 g Hartkäse (zum Beispiel Parmesan, Grana Padano) • 12 Cherry-Tomaten • 100 g Mehl-Hartweizengrieß-Gemisch*
Für den Belag: *(je nach Geschmack) Kapern • Oliven • Sardellen • Krabben • Zwiebeln • Lachs • 1 TL gerebelter Oregano • 10 frische Blätter Basilikum*
Für den Teig: *5 g frische Hefe • 250 ml handwarmes Wasser • Meersalz • 475 g Buchweizenmehl • 4 EL Olivenöl • 2 EL Walnussöl*

Für 4 Personen
Pro Portion: 853 kcal, 46 g F, 114 g KH, 22 g E

1. Die Hefe im Wasser mit 1 TL Salz auflösen. Das Buchweizenmehl mit dem Hefe-Salz-Wasser, 2 EL Olivenöl und dem Walnussöl klumpenfrei vermengen und bei etwa 40° mit einem feuchten Tuch etwa 2 Std. abgedeckt gehen lassen. Danach den Teig nochmals gut durchkneten und mit dem feuchten Tuch abgedeckt kühl stellen.
2. Während der Teig geht, die Knoblauchzehe schälen und an die passierten Tomaten pressen. Den Zucker und das restliche Olivenöl zugeben und alles bei niedriger Temperatur etwa 10 Min. köcheln lassen.
3. Den Hartkäse reiben und in eine Schale geben. Die Cherry-Tomaten achteln.
4. Den Backofen auf maximale Temperatur vorheizen. Den Teig aus der Kühlung nehmen und auf Zimmertemperatur bringen. Dann vierteln und aus den Vierteln die Pizzaböden formen. Dazu die Arbeitsfläche großzügig mit dem Gemisch aus Mehl und Hartweizengrieß bedecken.
5. Zwei Backbleche mit Backpapier auslegen und die Pizzaböden darauflegen. Die Tomatensauce mit einer Kelle spiralförmig auf den Böden verteilen, den geriebenen Käse und die Tomatenstücke daraufstreuen. Je nach Geschmack den Belag zufügen. Die Pizzen bei 250° auf der mittleren Schiene etwa 10 Min. backen.
6. Vor dem Servieren die Pizzen mit dem Oregano und/oder mit den gewaschenen, trocken getupften und dann zerzupften Basilikumblättern bestreuen.

ZUBEREITUNGS-VARIANTE

Auf einem Pizzastein lässt sich Pizza ähnlich kross zubereiten wie im Steinofen. Heizen Sie dazu den Pizzastein bei maximaler Temperatur vor.

TIPPS FÜR DEN TEIG

Wenn der Teig zu fest ist, wird er beim Backen trocken. Geben Sie dann noch etwas handwarmes Wasser dazu.
Klebt der Teig an Ihren Händen, während Sie ihn kneten, reiben Sie Ihre Hände am besten mit etwas Olivenöl ein. Keinesfalls Mehl zugeben, sonst wird der Teig zu fest.

ARTISCHOCKEN MIT DIP

4 mittelgroße Artischocken (ca. 1 kg) • Salz • 2 Knoblauchzehen • 2 EL Zitronensaft • 6 EL Olivenöl • ½ TL mittelscharfer Senf • ½ TL Honig

Für 4 Personen
Pro Portion: 234 kcal, 37 g F, 9 g KH, 6 g E

1. Von den Artischocken den Stiel so abschneiden, dass noch etwa 3–4 cm stehen bleiben. Dann die Artischocken mit dem Stiel nach unten etwa 35–45 Min. in Salzwasser kochen. Die Artischocken gegebenenfalls mit einem kleineren Deckel beschweren, sodass sie ganz vom Wasser umgeben sind. Können Sie mit einem Messer den Stiel leicht durchdringen, sind die Artischocken gar.
2. Die Knoblauchzehen schälen und fein reiben oder pressen und mit den restlichen Zutaten zu einer Vinaigrette verrühren.
3. Den Dip in eine Schale für alle oder in einzelne Schälchen füllen.
4. Die Blätter von außen nach innen abzupfen, den unteren Teil in den Dip tauchen und auslutschen.

RESTEVERWERTUNG

Vom Rest der Artischocke, dem Herz, das Heu entfernen und das Herz unbedingt aufbewahren – Sie können es am nächsten Tag zum Beispiel als Brotaufstrich oder Salatzutat nutzen.

SUGO AI FUNGHI

250 g Champignons (alternativ Pilze der Saison) • ca. 200 g Möhren • 75 g Sellerieknolle • ca. 200 g Zwiebeln • 1 Knoblauchzehe • 20 g Liebstöckel • ca. 500 g Tomaten (alternativ 1 Dose gehackte Tomaten – insgesamt 400 g) • 2 EL Tomatenmark • 3 EL Olivenöl • 100 ml Gemüsefond • 1 TL mittelscharfer Senf • 1 Zweig Thymian • 50 g Petersilie • Salz • Pfeffer

Für 4 Personen
Pro Portion: 162 kcal, 19 g F, 11 g KH, 6 g E

1. Die Pilze mit einem Pinsel reinigen und vierteln oder in Stücke schneiden.
2. Die Möhren und die Sellerieknolle schälen und in sehr kleine Würfel schneiden. Die Zwiebeln schälen und fein würfeln, die Knoblauchzehe schälen und fein hobeln. Den Liebstöckel hacken.
3. Die Tomaten einritzen und in sehr heißem Wasser etwa 3 Min. ziehen lassen, dann schälen. Die geschälten Tomaten in einem Mixer grob zerkleinern und das Tomatenmark zugeben.
4. Die Pilze und Zwiebeln mit 2 EL Olivenöl bei mittlerer Hitze in einem Topf anbraten, dann die Möhren- und Selleriewürfel zugeben und alles etwa 5 Min. köcheln lassen.
5. Mit dem Gemüsefond ablöschen. Tomatenmix, Senf und Liebstöckel unterrühren und den Thymianzweig zugeben. Bei geschlossenem Deckel rund 20 Min. köcheln lassen, dann die gehobelte Knoblauchzehe

zugeben und alles noch etwa 5 Min. ziehen lassen. Den Thymianzweig entfernen.

6. Die Petersilie waschen und trocken tupfen, die Blättchen von den Stängeln zupfen, hacken und unter den Sugo rühren. Das Ganze mit Salz und Pfeffer abschmecken. Vor dem Servieren noch mit dem restlichen Olivenöl beträufeln.

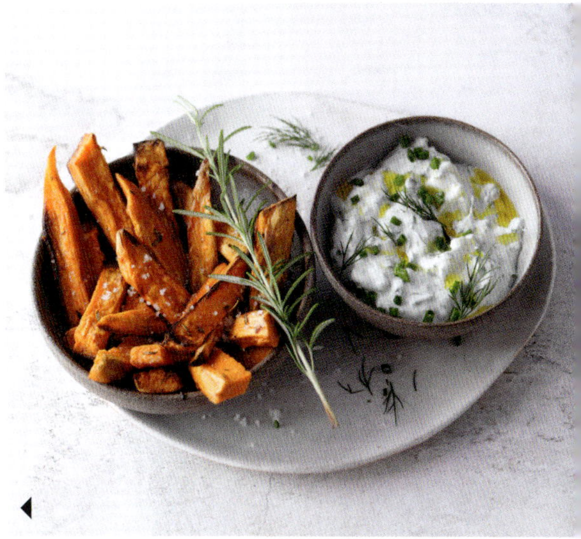

GEBACKENE SÜSS-KARTOFFEL MIT ZAZIKI

Für die Süßkartoffeln: 1 kg Süßkartoffeln • 4 EL Sojaöl • 1 Zweig Rosmarin
Für das Zaziki: 1 Salatgurke • Meersalz • ½ Bund Schnittlauch • ½ Bund Dill • 2 Knoblauchzehen • 400 ml Joghurt griechischer Art (etwa 9 % Fett) • 2 EL Olivenöl • Pfeffer

Für 4 Personen
Pro Portion: 620 kcal, 39 g F, 70 g KH, 9 g E

1. Den Backofen auf 160° vorheizen. Die Süßkartoffeln waschen, schälen und in Stifte schneiden. Die Stifte in einer Schale im Sojaöl wälzen, bis sie allseitig mit Öl benetzt sind. Dann die geölten Streifen auf einem mit Backpapier ausgelegten Backblech gleichmäßig verteilen und im Backofen für etwa 45 Min. backen.
2. In der Zwischenzeit die Salatgurke waschen, den Stielansatz abschneiden und die Gurke der Länge nach vierteln. Die Kerne und das Kernfleisch herauskratzen. Die Viertel in ein feines Küchensieb grob raspeln. Die Gurkenraspel mit einem gestrichenen Teelöffel Salz bestreuen. Das Sieb über eine passende Schale hängen und etwa 15 Min. abtropfen lassen, gegebenenfalls mit einem Löffel weiteren Gurkensaft herausdrücken.
3. Die Kräuter waschen und trocken tupfen, den Schnittlauch in feine Röllchen schneiden, den Dill hacken. Die Knoblauchzehen schälen und in den Joghurt pressen. Den Joghurt mit den abgetropften Gurkenraspeln, dem Olivenöl, Dill und Schnittlauch vermischen. Das Zaziki mit Salz und Pfeffer abschmecken und kühl stellen.
4. Die fertigen Süßkartoffeln zurückhaltend salzen und in eine vorgewärmte großzügige Schale geben, mit dem Rosmarinzweig dekorieren und mit dem Zaziki servieren.

DORADE IN SALZKRUSTE

1 ganze ausgenommene Dorade (ca. 2 kg) • 1 kg grobes Salz • 2 EL Vollkornmehl • ½ Tasse Wasser • 75 g Zwiebeln • 3 Knoblauchzehen • 1 unbehandelte Bio-Zitrone • Pfeffer • 2 Lorbeerblätter • 3 Zweige Thymian • 1 Zweig Rosmarin

Für 4 Personen
Pro Portion: 588 kcal, 15 g F, 8 g KH, 105 g E

1. Die Dorade waschen und trocken tupfen.
2. Das grobe Salz mit dem Mehl vermengen, das Wasser nach und nach zufügen und alles sorgfältig vermischen. Der Teig sollte eine Konsistenz ähnlich einem Mürbteig haben, also keinesfalls fließen.
3. Die Zwiebel schälen, halbieren und in Halbringe schneiden, den Knoblauch schälen und fein hacken, die Zitrone in gleich dicke Scheiben schneiden.
4. Den Backofen auf 175° vorheizen. Ein Backblech mit Backpapier auslegen. Darauf aus der Hälfte des Salz-Mehl-Teigs ein Bett bereiten, das in etwa der Silhouette des Fischs entspricht. Den Fisch darauf betten, innen pfeffern und mit den Zwiebelringen, dem Knoblauch, den Lorbeerblättern, den Thymian- und Rosmarinzweigen und Zitronenscheiben füllen.
5. Den restlichen Salz-Mehl-Teig auf der Oberseite des Fischs verteilen, sodass der Fisch nahezu rundum vom Teig ummantelt ist. Kopf und Schwanzflosse müssen nicht bedeckt sein.
6. Den vorbereiteten Fisch auf der mittleren Schiene in den Backofen schieben und für etwa 45 Min. garen.

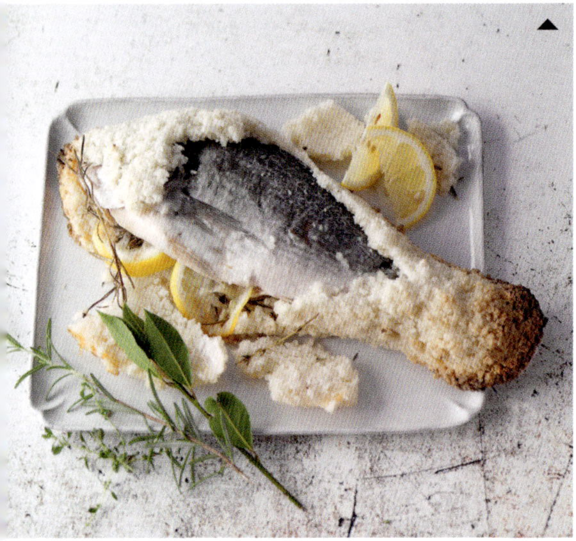

VARIANTE

Statt der Dorade eignen sich auch frische Forellen und Makrelen, wobei dann je Person ein Fisch zubereitet werden sollte.

SERVIER-TIPPS

Zum Servieren heben Sie die harte Kruste zusammen mit der Haut vom Fisch ab und verteilen die oberen Filetstücke auf den Tellern. Für das unten liegende Filet heben Sie Kopf und Grätengerüst von der Kopfseite nach hinten ab.

Zum Fisch passen zum Beispiel die gebackenen Süßkartoffeln von **Seite 131**.

BUCHWEIZENRÖLLCHEN MIT LACHSFÜLLUNG

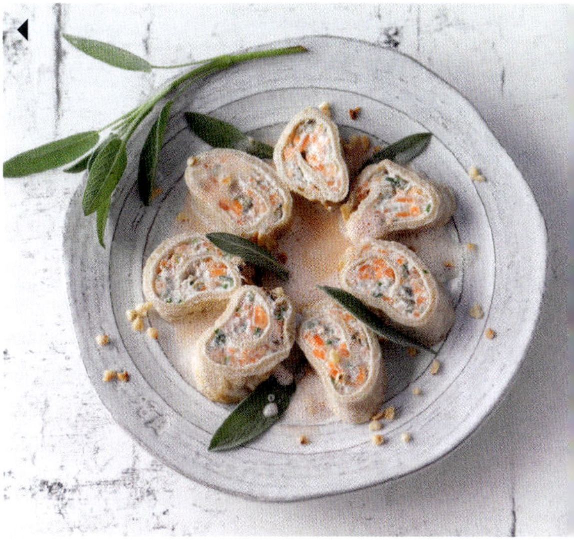

100 g Buchweizenmehl • ½ TL Meersalz • 1 Ei (M) • 1 ½ Tassen Mineralwasser • 1 TL Butter • 200 g Bio-Räucherlachs • 1 EL Kapern • 2–3 Stängel Dill • 1 Bund Schnittlauch • 2 EL Olivenöl • 2 EL Zitronensaft • 3 EL Joghurt griechischer Art (etwa 9 % Fett) • Pfeffer • 1 EL trockener Weißwein • 1 TL Honig • 20 g gehackte Haselnüsse • Salbeiblätter

Für 4 Personen
Pro Portion: 321 kcal, 25 g F, 24 g KH, 15 g E

1. Buchweizenmehl, Meersalz, Ei und Mineralwasser gut verrühren. Der Teig sollte die Konsistenz von Sirup haben – bei Bedarf mehr Wasser zugeben.
2. Die Butter erhitzen und ganz leicht anbräunen. Abkühlen lassen, aber noch flüssig mit dem Buchweizenteig vermengen. Den Teig über Nacht kühl stellen.
3. Am nächsten Tag 150 g Räucherlachs ganz fein hacken oder durch den Fleischwolf drehen. Die Kapern und die Kräuter hacken. Die Lachsmasse mit 1 EL Öl und dem Zitronensaft vermengen, dann die gehackten Kapern, 1 TL Dill und 2 EL Schnittlauch untermischen. Nach und nach so viel Joghurt zum Lachs geben, dass die Masse noch formbar ist, aber nicht flüssig wird.
4. Aus dem Buchweizenteig in einer beschichteten Pfanne bei mittlerer Hitze ohne Fett dünne Pfannkuchen backen. Die fertigen Pfannkuchen mit einem Backpinsel mit dem restlichen Olivenöl bestreichen und leicht pfeffern. Abkühlen lassen.
5. Die Lachsmasse auf den Pfannkuchen verteilen und die Pfannkuchen zu Rollen formen. Die fertigen Rollen in Alufolie wickeln und nochmals für mindestens 2 Stunden kühl stellen.
6. Inzwischen den restlichen Räucherlachs mit dem Wein, etwas Pfeffer und dem Honig pürieren, gegebenenfalls etwas Wasser zugeben.
7. Zum Servieren die Rollen aus der Alufolie nehmen und in Scheiben von gewünschter Stärke schneiden. Die Scheiben auf Tellern verteilen, mit dem Lachs-Wein-Schaum sparsam begießen, mit den gehackten Haselnüssen bestreuen und mit den Salbeiblättern garnieren.

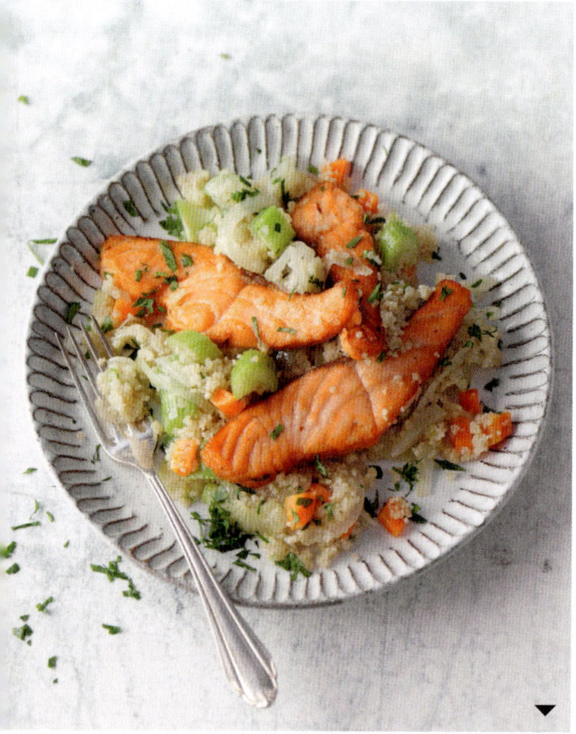

LACHS-COUSCOUS

ca. 600 g frischer Lachs • 200 g Fenchel • 2 Stangen Staudensellerie • 3 mittelgroße Zwiebeln • ca. 250 g Möhren • 2 Knoblauchzehen • 1 EL Rapsöl • 100 g Couscous • Meersalz • Pfeffer • 2 Msp. gemahlener Koriander • 2 Msp. gemahlener Kümmel • 2 Msp. gemahlener Kreuzkümmel • 500 ml Gemüsefond (oder Geflügelfond) • 1 Bund glatte Petersilie

Für 4 Personen
Pro Portion: 363 kcal, 16 g F, 18 g KH, 35 g E

1. Den Lachs waschen, gut abtupfen und in Streifen schneiden.
2. Den Fenchel waschen, halbieren und den Strunk jeder Hälfte keilförmig herausschneiden, dann die Hälften quer in hauchdünne Streifen schneiden. Das feine Fenchel-Blattwerk hacken und zur Seite legen.
3. Den Staudensellerie waschen und in etwa 2 cm dicke Scheiben schneiden. Die Zwiebeln und Möhren schälen, die Zwiebeln in hauchdünne Ringe schneiden, die Möhren sehr fein würfeln. Die Knoblauchzehen schälen und hauchdünn hobeln.
4. Das Öl in einem Topf mit großer Bodenfläche erhitzen und den Fisch rundum anbraten. Wenn der Lachs angebräunt ist, die Hitze reduzieren und das Gemüse zugeben. Alles bei geschlossenem Deckel etwa 5–7 Min. ziehen lassen, dabei 2- bis 3-mal vorsichtig umrühren.
5. Den Couscous gleichmäßig über der Fisch-Gemüse-Mischung verteilen und vorsichtig unterheben. Salz, Pfeffer, Fenchel-Blattwerk und die Gewürze mit dem Fond verrühren und zugeben. Die Fisch-Gemüse-Mischung bei geschlossenem Deckel ohne weitere Hitzezufuhr nach Packungsangabe des Couscous ziehen lassen.
6. Die Petersilie waschen, trocken tupfen und hacken und den Lachs-Couscous vor dem Servieren mit 2 EL davon bestreuen.

KABELJAU-MUFFINS

400 g mehlig kochende Kartoffeln • Salz • 1 große Zwiebel • 3–4 Kabeljaufilets (insgesamt ca. 600 g) • 100 g altbackenes Roggenbrot • 100 g Rucola • 2 EL gefriergetrocknetes Suppengrün • ½ Bund Schnittlauch • 2 Eier (M) • 1 TL gerebelter Majoran • 1 Msp. gemahlener Piment • 3 Msp. gemahlene Muskatnuss • Pfeffer • 2 EL Rapsöl

Für 4 Personen
Pro Portion: 398 kcal, 14 g F, 31 g KH, 36 g E

1. Die Kartoffeln waschen und in Salzwasser kochen. Noch handwarm pellen. Die Zwiebel schälen und vierteln. Die Kabeljaufilets waschen und gut abtupfen. Dann die Zwiebeln, Kartoffeln und Kabeljaufilets durch den Fleischwolf drehen.
2. Aus dem altbackenen Roggenbrot mithilfe einer Reibe oder eines Mixers Paniermehl herstellen.
3. Den Backofen auf 175° vorheizen. Den Rucola waschen, trocken tupfen und hacken, das Suppengrün im Mörser zu Pulver zerstoßen. Den Schnittlauch waschen, trocken tupfen und in Röllchen schneiden.
4. Die Eier verrühren und dann mit dem Rucola, Majoran, Schnittlauch, Suppengrünpulver, Paniermehl und den Gewürzen vermengen.
5. Alle Zutaten zu einer homogenen Masse verkneten. Muffin-Formen (etwa aus Silikon) mit Rapsöl einfetten und die Masse gleichmäßig auf die Formen verteilen. 30 Min. backen, bis sie goldbraun sind. Sofort aus der Form nehmen.

VARIANTE MIT HÜHNCHEN

Je nach Geschmack können Sie auch Hähnchenbrust anstelle der Kabeljaufilets verwenden. 100 g Hähnchenbrust enthalten allerdings 70–100 mg Arachidonsäure.

SERVIER-TIPP

Zu den Muffins passt zum Beispiel der Apfel-Endivien-Salat von **Seite 123**.

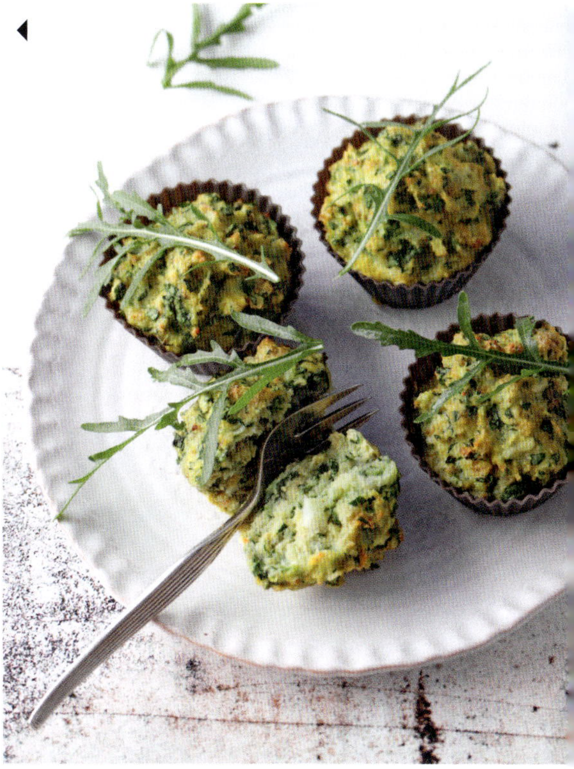

TACCHINO TONNATO (PUTENBRUST MIT THUNFISCH)

1 Putenbrust (etwa 1,2 kg) • 2 EL Sojaöl • 2 Lorbeerblätter • 1 Knoblauchzehe • 1 gestrichener TL mittelscharfer Senf • 2 Eigelb • 100 ml Rapsöl • 100 ml Olivenöl • 1 TL Zitronensaft • 4 Sardellenfilets (etwa 24 g) • 6 EL Gemüsefond • 1 Dose Thunfisch (140 g Abtropfgewicht) • 3 EL Kapern • Pfeffer • ½ Bund glatte Petersilie

Für 4 Personen
Pro Portion: 964 kcal, 69 g F, 1 g KH, 86 g E

1. Die Putenbrust waschen, trocken tupfen und in Sojaöl rundherum anbraten, bis sich eine goldbraune Kruste bildet.
2. Den Backofen auf 80° vorheizen, dabei das Backblech mit heiß werden lassen. Die Lorbeerblätter auf das Blech legen, darauf die Putenbrust betten und nicht zugedeckt im Backofen für mindestens 4 Stunden garen.
3. Inzwischen die Knoblauchzehe schälen. Den Senf und die Eigelbe mit dem Handmixer kurz verrühren. Die Öle mischen und so viel davon tröpfchenweise unter ständigem Mixen zur Eimasse geben, bis sich die Zutaten zu einer glatten Creme verbunden haben. Das restliche Ölgemisch in einem dünnen Strahl unter ständigem Rühren zugeben, bis die Masse die typische pastöse Konsistenz von Mayonnaise hat. Zuletzt die Knoblauchzehe dazupressen und den Zitronensaft unterrühren.
4. Die Sardellenfilets zusammen mit dem Gemüsefond mit einem Stabmixer pürieren, dann das Thunfischfleisch dazugeben und kurz weiter pürieren, bei Bedarf noch etwas Gemüsefond zugeben.
5. Mayonnaise, Kapern und Fischpüree zu einer glatten Soße vermengen, mit Pfeffer abschmecken und die Soße kühl stellen. Von der Petersilie die Blättchen abzupfen.
6. Die gegarte Putenbrust quer zur Faser in dünne Scheiben schneiden, die Scheiben leicht pfeffern und auf die Teller legen. Die Thunfischsoße auf den Fleischscheiben verteilen und mit den Petersilienblättern bestreuen. Dazu passen Gnocchi oder Vollkorn-Ciabatta.

PUTENFLEISCH

Putenfleisch enthält etwas weniger Arachidonsäure als die meisten anderen Fleischsorten. Dennoch sollten Sie das Gericht im Rahmen der antientzündlichen Ernährung höchstens einmal pro Woche verzehren.

GAR-TIPP

Mit einem Küchenthermometer können Sie die Kerntemperatur des Fleisches überprüfen. Sind 70° erreicht, ist das Fleisch gar. Bei 70° kann der Braten aber noch länger im Backofen verbleiben.

GEFÜLLTE PAPRIKA

8 Paprikaschoten • 16 Scheiben hauchdünn geschnittener luftgetrockneter Schinken (z. B. Parmaschinken, Serrano-Schinken) • 2 Knoblauchzehen • 250 g Tomaten • 200 g Zwiebeln • 150 g Zucchini • 100 g Champignons • 160 g Frühlingszwiebeln • 1 TL getrockneter Thymian • Salz • Pfeffer • 8 EL Olivenöl • 200 g Hartweizengrieß • 2 Eier (M) • 3 EL trockener Weißwein • 1 TL edelsüßes Paprikagewürz • ½ Bund glatte Petersilie

Für 4 Personen
Pro Portion: 740 kcal, 61 g F, 71 g KH, 28 g E

1. Die Paprikaschoten halbieren und die Kerne und weißen Trennwände entfernen. Die ausgehöhlten Schoten innen mit den Schinkenscheiben möglichst vollflächig auskleiden.
2. Die Knoblauchzehen schälen. Die Tomaten waschen, halbieren, das Kernfleisch herauslöffeln (aufbewahren) und das Fruchtfleisch würfeln; dabei das ablaufende Fruchtwasser auffangen. Die Zwiebeln schälen und würfeln, die Zucchini waschen, putzen und ebenfalls würfeln. Die Champignons mit einem Pinsel säubern und hacken. Die Frühlingszwiebeln waschen, putzen und in feine Ringe schneiden.
3. Zucchini-, Tomaten-, Zwiebelwürfel, gehackte Pilze und Frühlingszwiebeln mit Thymian, Salz, Pfeffer und Olivenöl mischen, Knoblauch dazupressen, nach und nach den Grieß unter die Masse rühren.
4. Die Eier mit dem Weißwein, dem herausgelöffelten Tomatenkernfleisch und dem aufgefangenen Tomatensaft, Paprikagewürz und etwas Salz verrühren.
5. Die Paprika mit der Gemüse-Grieß-Masse füllen, dabei darauf achten, dass die Innenwände mit Schinken ausgekleidet bleiben. Bis zum oberen Paprikarand etwa 1 cm Luft lassen. Auf die Paprikafüllung die Eimischung gleichmäßig bis zum Rand gießen.
6. Die gefüllten Paprika mit mindestens 2 cm Abstand zueinander in eine feuerfeste Auflaufform stellen, das restliche Gemüse um die Schoten drapieren und die übrige Eimischung darüber verteilen.
7. Im Backofen bei 180° auf der mittleren Schiene etwa 40 Min. backen. Inzwischen die Petersilie waschen, trocken tupfen, die Blättchen abzupfen. Die Paprikaschoten auf vorgewärmten Tellern anrichten und mit den Petersilienblättchen garnieren.

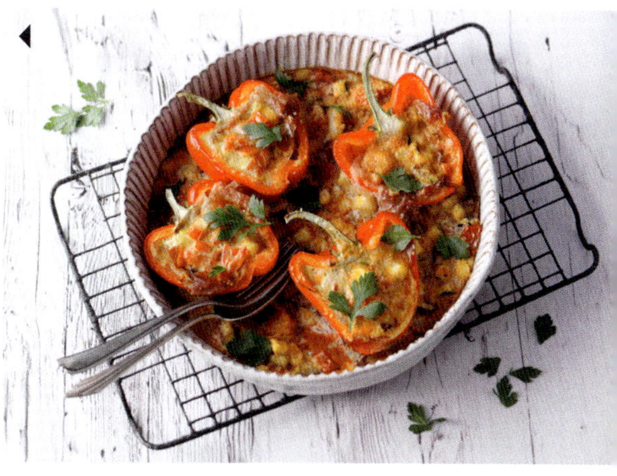

BÜCHER, DIE WEITERHELFEN

Herold, M./Conrad, K./ Sack, U.:
Autoimmunerkrankungen – Ein Leitfaden für Hausärzte.
Pabst Science Publishers, Lengerich

Kaufmann, Stefan H.E.:
Basiswissen Immunologie.
Springer-Verlag, Berlin/Heidelberg

Schmetzer, Oliver:
Basics Immunologie.
Urban & Fischer Verlag, München

Stangel, Martin/Mäurer, Mathias:
Autoimmunerkrankungen in der Neurologie: Diagnostik und Therapie.
Springer-Verlag, Berlin/Heidelberg

Vollmar, Angelika/Zündorf, Ilse/Dingermann, Theodor:
Immunologie: Grundlagen und Wirkstoffe.
Wissenschaftliche Verlagsgesellschaft, Stuttgart

Bücher aus dem GRÄFE UND UNZER VERLAG, München

Borovnyak, Ulrike/Pesina, Eduard:
Fasten: Der praktische Begleiter für Ihre Fastenwoche.

Elmadfa, Prof. Ibrahim/Aign, Waltraute/Muskat, Prof. Erich/Fritzsche, Doris:
Die große GU Nährwert Kalorien Tabelle.

Elmadfa, Prof. Ibrahim/ Meyer, Dr. Alexa Leonie:
Vielkönner Ballaststoffe. Fitter Darm, starkes Immunsystem, Top-Figur.

Kraske, Dr. med. Eva-Maria:
Säure-Basen-Balance: Der Schlüssel zu mehr Wohlbefinden.

Schaenzler, Dr. Nicole:
Leber & Galle entgiften und natürlich stärken.

Schaenzler, Dr. Nicole:
Magen & Darm natürlich behandeln.

Schaenzler, Dr. Nicole:
Risiko Bauchfett.

Schaenzler, Dr. Nicole/ Bieger, Dr. med. Wilfried:
Der große GU Kompass – Laborwerte.

Schaenzler, Dr. Nicole/ Breitenberger, Markus:
Hashimoto ganzheitlich behandeln.

Spitz, Prof. Dr. med. Jörg:
Superhormon Vitamin D: So aktivieren Sie Ihren Schutzschild gegen chronische Erkrankungen.

Wacker, Sabine:
Basenfasten: Sanft entlasten und dauerhaft abnehmen.

Wiedemann, Christina:
Kurkuma. Rundum gesund mit goldgelben Wohlfühlrezepten.

Wiesenauer, Dr. med. Markus/Kirschner-Brouns, Dr. med. Suzann:
Homöopathie – Das große Handbuch.

ADRESSEN, DIE WEITERHELFEN

Deutschland

Deutsche Autoimmun-Stiftung/Deutsche Gesellschaft für Autoimmun-Erkrankungen e.V.
Kanalstr. 25b, 24159 Kiel
www.autoimmun.org
Förderung der Erforschung und Behandlung aller Autoimmunerkrankungen.

Deutsche Gesellschaft für Immunologie e.V. (DGfI)
www.dgfi.org
Entwicklung und Förderung der Immunologie als Forschungsgebiet der Naturwissenschaften und Medizin.

Deutsches Rheuma-Forschungszentrum Berlin (DRFZ)
Charitéplatz 1
10117 Berlin
www.drfz.de
Das Forschungszentrum ist ein Institut der Leibniz-Gemeinschaft. Es möchte zu einem besseren Verständnis rheumatischer Erkrankungen beitragen, damit diese gezielt und schonend behandelt werden können.

Deutsche Gesellschaft für Rheumatologie e.V. (DGRH)
Wilhelmine-Gemberg-Weg 6, Aufgang C
10179 Berlin
www.dgrh.de
Erforschung rheumatischer Erkrankungen sowie Austausch wissenschaftlicher Erkenntnisse und praktischer Erfahrungen.

Deutsche Rheuma-Liga Bundesverband e.V.
Maximilianstraße 14
53111 Bonn
www.rheuma-liga.de
Größte Selbsthilfeorganisation im Gesundheitsbereich; Hilfe und Selbsthilfe für Betroffene, Vertretung der Interessen Rheumakranker.

Netzwerk Autoimmunerkrankter (NIK) e.V.
Poelchaukamp 7b
22301 Hamburg
www.nik-ev.de
Ziel der Patienteninitiative ist, Betroffene und Angehörige ganzheitlich und krankheitsübergreifend zu begleiten.

Deutsche Gesellschaft für Ernährungsmedizin e.V. (DGEM)
Claire-Waldoff-Str. 3
10117 Berlin
www.dgem.de
Schärfen des Bewusstseins für gesunde Ernährung und die Folgen einer falschen Ernährung.

Bundeszentrum für Ernährung (BZfE)
– in der BLE –
Deichmanns Aue 29
53179 Bonn
www.bzfe.de
Bündelung der Aktivitäten in Sachen Ernährungskommunikation in einem Kommunikationszentrum.

Deutsche Gesellschaft für Ernährung (DGE)
Godesberger Allee 18
53175 Bonn
www.dge.de
Erarbeitung von für Deutschland gültigen Ernährungsempfehlungen, basierend auf Forschungsergebnissen.

Österreich und Schweiz

Österreichische Rheumaliga
Dorfstraße 4
A-5761 Maria Alm
www.rheumaliga.at
Plattform zwischen Arzt und Patient; Information, Beratung und Unterstützung für alle Rheumatiker.

Rheumaliga Schweiz
Josefstrasse 92
CH-8005 Zürich
www.rheumaliga.ch
Hilfe für Betroffene durch medizinische, therapeutische, soziale und präventive Maßnahmen.

Europa

European Society of Clinical Nutrition and Metabolism (ESPN)
www.espen.org

Bezugsquellen

Arcana Arzneimittel-Herstellung
Dr. Sewerin GmbH & Co. KG
Austernbrede 7–9
33330 Gütersloh
www.arcana.de
Produktübersicht, jedoch keine Bestellmöglichkeit

Biogena Naturprodukte GmbH & Co. KG
Strubergasse 24
A-5020 Salzburg
Biogena International GmbH & Co.KG
Lindenstraße 20
83395 Freilassing
www.biogena.com
Produktübersicht und Onlineshop

Ceres Heilmittel AG
Bachtobelstrasse 6
CH-8593 Kesswil
www.ceresheilmittel.de
Produktübersicht, jedoch keine Bestellmöglichkeit

Gudjons GmbH
Friedrich-Merz-Str. 5
86153 Augsburg
www.gudjons.com
www.gudjons-shop.com

Klösterl-Apotheke München
Färbergraben 12 Rgb.
80331 München
www.kloesterl-apotheke.de
Onlineshop:
www.kloesterl-shop.de

pro medico GmbH
(pure encapsulations®)
Ottobrunner Straße 41
82008 Unterhaching
www.purecaps.net/de
Produktübersicht, jedoch keine Bestellmöglichkeit (dies ist über alle Apotheken möglich)

Weleda AG
Zweigniederlassung der Weleda A. G. Arlesheim / Schweiz
Möhlerstraße 3
73525 Schwäbisch Gmünd
www.weleda.de/gesundheit
Produktübersicht, jedoch keine Bestellmöglichkeit (dies ist über alle Apotheken möglich)

Internetadresse

Jodmenge in Nahrungsmitteln, z. B.:
www.forum-schilddruese.de
www.jodmangel.de

Dank

Unser besonderer Dank gilt dem Ernährungsexperten Damian Gerber für seine köstlichen antientzündlichen Rezeptideen.

SACHREGISTER

REZEPTREGISTER

IMPRESSUM

Projektleitung:
Barbara Fellenberg
Lektorat: Angelika Lang
Bildredaktion:
Henrike Schechter
Umschlaggestaltung und Layout:
independent Medien-Design, Horst Moser, München
Herstellung: Petra Roth
Satz: griesbeckdesign, München
Reproduktion: Repro Ludwig, Zell am See
Druck und Bindung:
Firmengruppe Appl, aprinta druck, Wemding

ISBN 978-3-8338-6681-4

3. Auflage 2020

Die GU-Homepage finden Sie unter www.gu.de

Bildnachweis

Food-Fotoproduktion: Kramp & Gölling, Reeßum
Cover: Trunk Archiv & Gallery Stock
Illustrationen: Claudia Lieb (U3, Seite 13, 30, 49, 55)
Sonstige Bilder: doc-stock: Seite 62; Fotolia: Innenklappe vorn rechts oben und unten, Innenklappe hinten links Mitte und rechts oben; Getty Images: Seite 2, 8, 11, 21, 25, 38, 42, 94; GU: Seite 92 (Klaus Maria Einwanger); imago images: Seite 18; istockphoto: Innenklappe vorn links, Innenklappe hinten links oben, links unten und rechts unten, Seite 17, 29, 57, 70, 73, 88, 102, 110, 118; Jumpfoto: U4 rechts, Seite 112; Kramp & Gölling: Seite 3, 66, 114, 122–137; Mauritius: U4 links, Seite 44, 58, 100; plainpicture: Seite 6, 28, 53; Science Photo Library: Seite 60, 68, 85; shutterstock: Innenklappe vorn rechts Mitte; Stockfood: Seite 33; Your Photo Today: Seite 46, 74.
Syndication:
www.seasons.agency

GRÄFE UND UNZER

Ein Unternehmen der
GANSKE VERLAGSGRUPPE

Umwelthinweis

Dieses Buch wurde auf PEFC-zertifiziertem Papier aus nachhaltiger Waldwirtschaft gedruckt.

Wichtiger Hinweis

Die Gedanken, Methoden und Anregungen in diesem Buch stellen die Meinung bzw. Erfahrung der Verfasser dar. Sie wurden von den Autoren nach bestem Wissen erstellt und mit größtmöglicher Sorgfalt geprüft. Sie bieten jedoch keinen Ersatz für persönlichen kompetenten medizinischen Rat. Jede Leserin, jeder Leser ist für das eigene Tun und Lassen auch weiterhin selbst verantwortlich. Weder Autoren noch Verlag können für eventuelle Nachteile oder Schäden, die aus den im Buch gegebenen praktischen Hinweisen resultieren, eine Haftung übernehmen.

QUALITÄTS G|U GARANTIE

LIEBE LESERINNEN UND LESER,
wir wollen Ihnen mit diesem Buch Informationen und Anregungen geben, um Ihnen das Leben zu erleichtern oder Sie zu inspirieren, Neues auszuprobieren. Wir achten bei der Erstellung unserer Bücher auf Aktualität und stellen höchste Ansprüche an Inhalt und Gestaltung. Alle Anleitungen und Rezepte werden von unseren Autoren, jeweils Experten auf ihren Gebieten, gewissenhaft erstellt und von unseren Redakteuren/innen mit größter Sorgfalt ausgewählt und geprüft.

Haben wir Ihre Erwartungen erfüllt? Sind Sie mit diesem Buch und seinen Inhalten zufrieden? Haben Sie weitere Fragen zu diesem Thema? Wir freuen uns auf Ihre Rückmeldung, auf Lob, Kritik und Anregungen, damit wir für Sie immer besser werden können. Und wir freuen uns, wenn Sie diesen Titel weiterempfehlen, in Ihrem Freundeskreis oder bei Ihrem online-Kauf.

Sollten wir Ihre Erwartungen so gar nicht erfüllt haben, tauschen wir Ihnen Ihr Buch jederzeit gegen ein gleichwertiges zum gleichen oder ähnlichen Thema um.

KONTAKT
GRÄFE UND UNZER VERLAG
Leserservice
Postfach 86 03 13
81630 München
E-Mail: leserservice@graefe-und-unzer.de

Telefon: 00800 / 72 37 33 33*
Telefax: 00800 / 50 12 05 44*
Mo–Do: 9.00–17.00 Uhr
Fr: 9.00–16.00 Uhr
(*gebührenfrei in D,A,CH)

www.facebook.com/gu.verlag

MEHR ENERGIE, MEHR WOHLBEFINDEN!

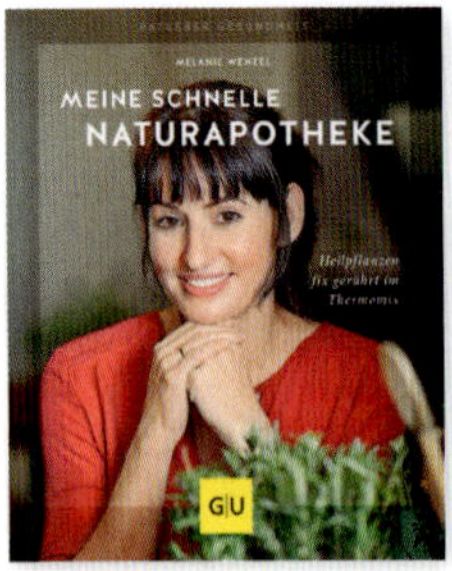

ISBN 978-3-8338-6595-4

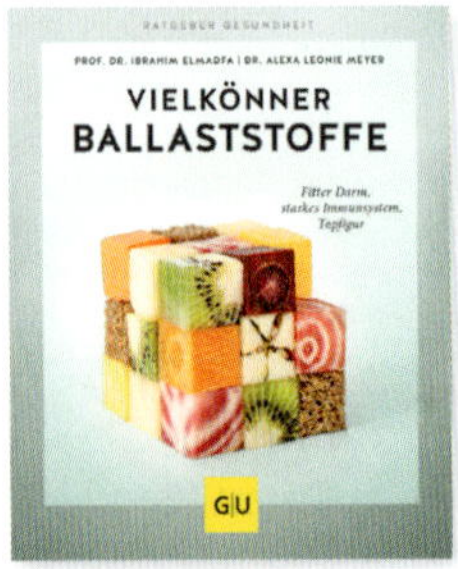

ISBN 978-3-8338-6657-9

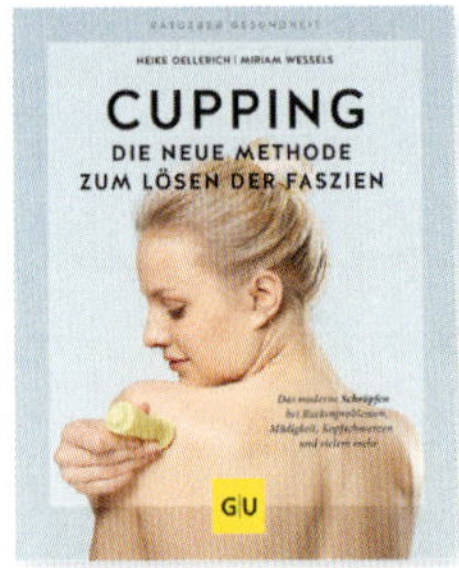

ISBN 978-3-8338-6611-1

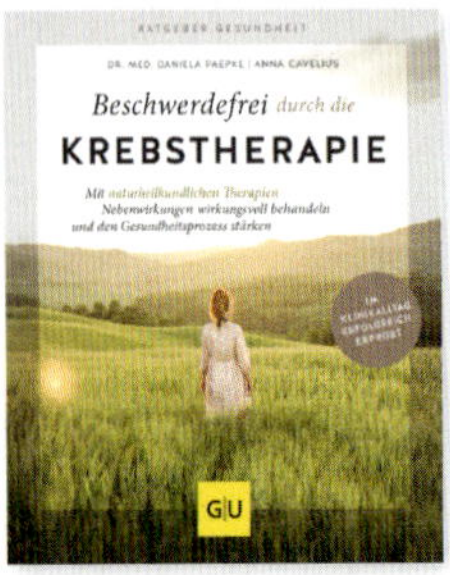

ISBN 978-3-8338-6224-3

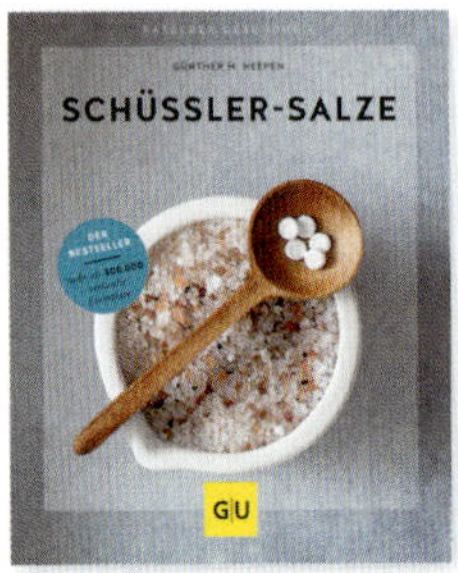

ISBN 978-3-8338-6655-5

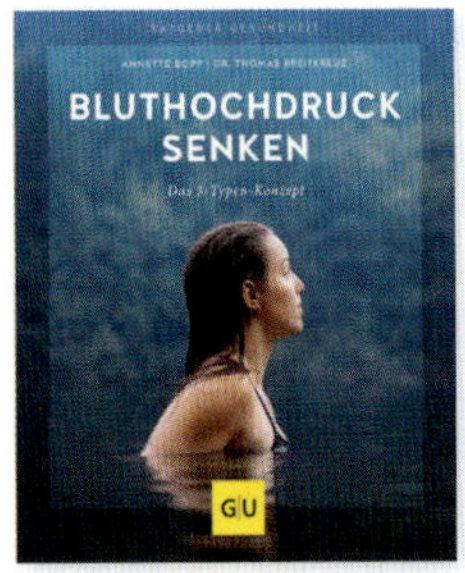

ISBN 978-3-8338-6656-2

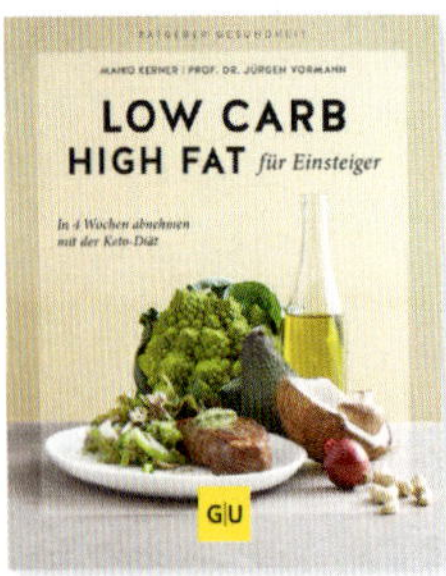

ISBN 978-3-8338-6653-1

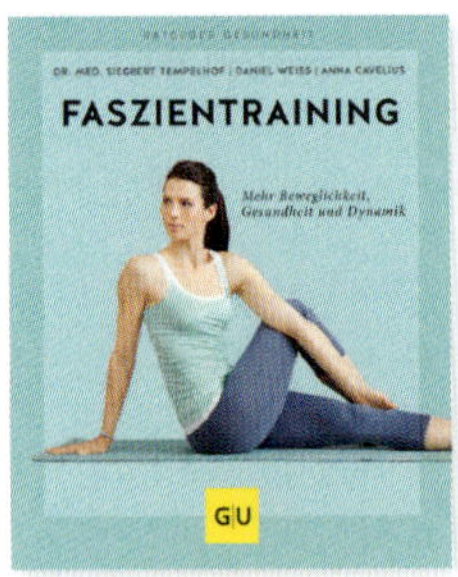

ISBN 978-3-8338-6651-7

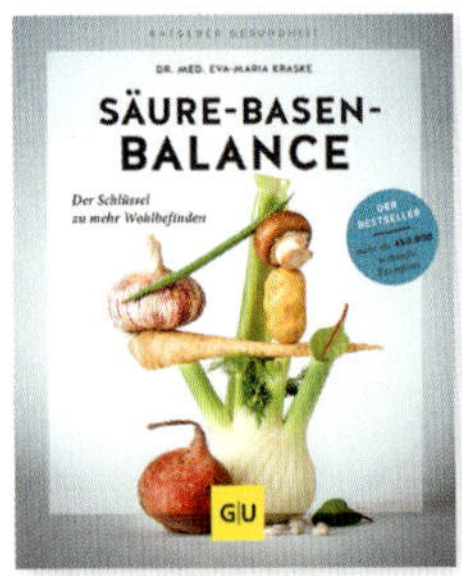

ISBN 978-3-8338-6654-8

Alle hier vorgestellten Bücher sind auch als eBook erhältlich.

GU

Mehr von GU auf **www.gu.de** und **facebook.com/gu.verlag**